岡田尊司

人はなぜ眠れないのか

舎新書
213

はじめに――かくいう私も悩まされた

　日本人の五人に一人が不眠症だとも、三人に一人が何らかの睡眠障害を抱えているとも言われている。それほど不眠症は、身近なものであり、もっとも多くの人が悩む障害と言ってもいいだろう。精神的な悩みを抱えた人や、生来神経質な人は言うに及ばず、自分は健康だと思っている人でも、睡眠の問題が、知らないうちに日々の活力やパフォーマンスの足を引っ張っていることは少なくない。

　精神科医として、多くの人の睡眠の悩みにもかかわってきたが、かくいう私自身も、不眠症には長く悩まされた一人である。この本を書くことになったのも、そうした自分自身の体験が、モチベーションとなっている。一時期、睡眠薬に頼ったこともあった。しかし、その後、さまざまな方法を試みる中で、薬を使わずによく眠れる方法を体得していった。おかげで、この十数年は、睡眠の問題にほとんど悩まされずに過ごせてきた。

睡眠は、やはり元気の源である。睡眠の質が悪いと、昼間の生活の質も悪くなってしまう。今、振り返ってみると、私自身、睡眠のことでよく悩んでいた時期は、エネルギーも乏しく、覇気《はき》に欠けていたように思う。よい睡眠がとれるようになって活動性も高まり、人生に積極性が出た。

よい睡眠をとり、不眠症の悩みを解消するためには、睡眠についてよく知ることが大切である。**睡眠のメカニズムや睡眠障害がどのようにして起きるかを正しく理解すると、よい睡眠のためには何が必要で、何をしてはいけないかがはっきりしてくる。**それを一つひとつクリアすることが、よい睡眠習慣につながるのだ。よく眠れるためのいくつかの条件を整えることで、自然な眠りが訪れやすくなる。それによって、高い活力と生活の質を実現してほしい。

ただ、個々の人で抱えている睡眠の問題は、それぞれ異なっている。寝つきが悪くて、朝が起きづらい人、また逆に、寝つきはいいが、朝早く目が覚めてしまう人、それぞれの状態に応じた対応法があるのだ。**ある時間帯に、仕事や勉強の集中力を高めるにはどうすればよいかということも、この睡眠の原理からわかるようになる。**初心者でも、それが容易にできるように、第五章には記入式の睡眠チャート（睡眠・覚醒リズム分析シート）を用意した。**この方法を会得すれば、自分で自在に睡眠時間を長くしたり短くしたり、起床の時間を早くしたり、遅くしたりも調節できるようになる。**大いに活用していただきたい。

睡眠の問題は、重大な病気のサインであることもある。睡眠障害を引き起こす、さまざまな原因について知り、それを見極めることも重要である。睡眠の問題の背景にひそんでいることが多い疾患について知っておくと、危険な落とし穴を避けるのに役立つだろう。

本書では、睡眠学や不眠症臨床医学の最新知識をお伝えするだけでなく、精神科医として、不眠に悩む多くの患者さんに接してきた経験や、自分自身の経験から学んだことも加味して、不眠症克服の極意を伝授できればと思う。

また、人類の歴史と同じくらい長い歴史をもつ不眠症について、その苦闘の歴史やエピソードも楽しんでいただけたらありがたい。

人はなぜ眠れないのか／目次

第三章 人はなぜ眠るのか
睡眠のメカニズム 63

第四章 不眠症にはタイプがある 105

図版　美創

第一章 もっとも多くの人が悩む病、不眠症

睡眠は自分でコントロールできる

人は人生の三分の一を眠って過ごす。それほど睡眠は人生の大きな部分を占めるが、この睡眠の問題で悩む人も多く、日本人の五人に一人が不眠に苦しみ、三人に一人が何らかの睡眠障害を抱えているとも言われる。

一部の睡眠障害は、生活面にも健康面にも、非常に重大な支障を生じ、また不眠が、重大な疾患のサインであることも少なくないが、そのことを単に「眠れないだけ」と片づけて、我慢してしまうことが多い。早期に手当てしていれば、速やかに改善できたケースでも、睡眠障害が続くうちに症状が悪化・進行してしまうという場合も少なくない。

睡眠時間は、喫煙や運動、血圧やコレステロールといった生活習慣病の原因よりも、死亡率と強い関連を示す。睡眠習慣は、健康維持と長寿にとっても、とても大切な生活習慣なのである。睡眠時間が短すぎても、長すぎても、死亡率は高くなるが、もっとも死亡率が低かったのは、七時間前後眠る人たちであった。多くの現代人の睡眠時間は、それよりさらに短いのが現状だ。睡眠を削ることで、命を縮めていると言っても過言ではない。

不眠症の人では、せっかく寝床に横になっていても、よく眠れないという睡眠効率の悪さのため、実質的な睡眠が少なくなるだけでなく、時間もムダにしている。忙しい現代人が少しでも睡眠時間を確保するためには、睡眠効率を高め、よい睡眠を能率よくとることが必要になってくる。

睡眠の原理をよく知ると、自分の睡眠をコントロールすることは比較的容易であることがわかる。それを日々実践することで、あなたもその技術に熟達し、睡眠の達人になれるはずだ。少し長めに寝たり、少し早く起きたり、眠気が来る時間帯を早くしたり、遅くしたり、ということも、自分で調節できるようになる。快適で質の高い睡眠をとることは、日中の集中力や意欲を高める。長年実践することで、大きな差が生まれるはずである。

中にはもう少し厄介な睡眠障害がひそんでいる場合もあるだろう。その場合には、適切に原因を見極め、その状態に即した治療や対処を行っていく必要がある。

幸いなことに、早めに手当てすれば、ほとんどすべての睡眠障害は、現在治療可能である。睡眠薬だけでなく、さまざまな治療や克服法が採り入れられている。睡眠障害についての適切な知識をもつことは、快適で質の高い毎日を過ごすのに役立つだけでなく、重大な疾患を予防するのにも有用なのである。

「睡眠負債」は借金にそっくり

睡眠の問題を考えていくうえで重要なコンセプトに、「睡眠負債」というものがある。これは、よい睡眠をとるうえでも、日中の活動の質を高めるためにも、頭に入れておくべき概念である。

睡眠不足は、家計の赤字に似ている。日々の睡眠不足がたまってくると、「睡眠負債」という睡眠の「借金」がたまってくるのだ。そうなると、脳は睡眠を強く欲するようになり、その借金を解消しようとする。ときには、借金を無理やり取り立てられることもある。居眠りだ。これが、ときには重大な事故につながる。一見すると、経済的な借金のように利息がついて、実際に借りた分よりも大きく膨らんでしまうということはないし、むしろ、逆のことが起きるようにも思える。睡眠不足の累積がどんなに大きくても、ぐっすり一晩か二晩眠れば、もうそれ以上眠ることはできず、借金は帳消しになったかのように思われるかもしれない。一週間くらい睡眠不足が続いていても、一晩たっぷり眠れば、それを取り戻すことができるように感じる。

こうした体験から、人はしばしば勘違いしてしまう。寝不足が続いても、一晩で帳消しにできるのならば、できるだけ短く眠って、たまに長く眠れば、毎晩十分に眠るよりも、睡眠時間を節約できると。つまり、人は短時間睡眠に慣れてしまえるのだと。実際、現代人は、おおむねこの方法を活用することで、ぎりぎりまで日々の睡眠時間を削ろうとしている。

だが、これは大きな勘違いで、もう眠れないからといって、睡眠負債が解消されたわけではない。実際には、一度に続けて眠れないだけのことで、睡眠負債は、しっかり残っているのである。たとえば徹夜をした次の晩、もうこれ以上眠れないというところまでぐっすり眠っても、数日はまだ眠気が残っているという経験はないだろうか。睡眠負債は一度にまとめて返すことができず、返済を終えるまでに時間がかかるのである。負債は必ず何らかの形で支払わされると考えておいたほうがよい。

しかも、それは、睡眠負債がぎりぎり限界で、健康な状態がどうにか維持されている場合の話で、それがある限度を超えて続いてしまうと、睡眠負債は脳の働きを低下させるだけでなく、脳自体にもダメージを与え始める。その意味では、返済を怠っていると、延滞損害金のような高い利息をとられると言えるかもしれない。

ときどき長く眠ることで、絶対的な睡眠の不足を穴埋めするというのは、自転車操業の赤字会社の経営のようなものであり、そのうえに何か不測の事態が生じると、たちまち破綻する危険がある。現代人の多くは、軽業師のように、ぎりぎりのところで均衡を保っていると言えるかもしれない。いつ足を踏み外して、奈落に落っこちてしまうとも限らないのである。

寝つきがよくても、必ずしも健康なわけではない

眠ろうとしてから、眠りに落ちるまでに要する時間を睡眠潜時《せんじ》という。要するに、寝つきにかかる時間である。この睡眠潜時は、どれくらい睡眠負債があるかの指標と考えられている。

横になって、目を閉じると五分以内に寝ついてしまう人では、かなり寝不足が続いて、睡眠負債ができていると考えられる。五分から十分で寝つける場合には、やや睡眠負債がたまっている状態、十五分から二十分で眠れる場合には、睡眠の収支が均衡している状態、一方、二十分かかっても寝つけない場合は、まだ睡眠を必要としていないか、精神生理性不眠症などによる入眠障害があると考えられる。

不眠症の人は、寝つきがいい人、つまり睡眠潜時が短い人をとても羨ましく思う。しかし、すぐに眠れる人は、それだけ寝不足がたまっているということであり、不注意なミス

や居眠りによる事故など、別の危険にさらされているということである。二十分かかっても眠れないと、嘆く必要はない。今のところ、睡眠負債がさほどではないということなのだ。活動的な、高揚気質の人やショート・スリーパーの人には、寝つきがいい人が多いが、このタイプの人はエネルギー全開で活動し、睡眠負債を一気にため込んでは、効率よく解消する傾向がみられる。その意味では、寝つきの悪い人は、日中の活動や運動が足りていないとも言える。

ただし、明らかに不眠が何日も続いているのに、寝つけないという場合には、要注意である。その場合は、何らかの異常事態が起きていると考えたほうがよい。それが、どういう性質のものかを見極めることが必要になる。

睡眠潜時は、もちろん睡眠負債だけで決まるわけではなく、後で述べていく他の要素も関係するが、まず、自分にどの程度の睡眠負債があるかを考えることが重要になる。睡眠負債がなくて眠れないのか、大きな睡眠負債があるのに眠れないのか。睡眠負債がないはずなのになぜ昼間眠いのか。そうした状態を区別する必要があるわけだ。

もう一つ注意を要する状態は、睡眠負債がかなりたまっているのに、それを自覚していない場合である。どこでもすぐに眠れると自慢しているような人では、慢性的に大きな睡眠負債を抱え、それを責任感や意志の力、はたまた外的な刺激によって紛らわしていると考えられる。しかし、体にも脳にも無理がかかっていることは間違いなく、うつ病や心身症、心臓発作や突然死といったリスクを抱えやすいのである。そのことを自覚して、自分の睡眠や疲労にも気を配る必要がある。

不眠のタイプを見極める

健康な状態では、寝不足が続いて睡眠負債ができると、自然に脳が睡眠を要求し、より深く熟睡して睡眠の質を高めたり、眠れるときに不足を補おうとしたりするので、むしろよく眠れるようになる。睡眠負債が少しくらいはあったほうが、効率よく眠れるのである。

不眠症の一つのタイプは、睡眠負債とは逆に、睡眠過剰になることで起きる。眠りが足りているのに眠ろうとして、なかなか眠れないと嘆くわけだ。食べすぎていて、食欲がないと嘆いているのに似ている。昼間あまり活動していなければ、当然睡眠への欲求も小さくなり、睡眠負債も生じにくくなる。その場合には、むしろ過剰な状態をなくし、意図的に少しだけ睡眠負債のある状態にすることで問題解決できる。十分に眠れていなくても、決まった時間に起き、昼寝は避けるということが、ほどよい睡眠負債をつくることになり、夜の良眠につながる。

しかし、もう一つのタイプの不眠症では、睡眠負債があるのにもかかわらず、眠りがうまくとれないということが起きてくる。心身とも疲労しているのに、うまく眠れない、眠ったと思うと目が覚めてしまうという場合だ。借金を返そうとして、いくら横になってても、眠りが来なければ、借金は減らない。逆に、借金がたまっていってしまう。こちらの場合は、睡眠負債が膨らんでいきやすいので、気をつけなければならない。寝つきが悪くなる場合だけでなく、早く目が覚めてしまう場合も要注意である。うつ病などでは、後者のパターンをとりやすい。このタイプの不眠では、睡眠に切り替わる仕組みや睡眠を維持する仕組みがうまく働かなくなっている。

不眠症を考える場合には、まず、このどちらに当てはまるかを見極めることが、重要である。

睡眠不足が続くと何が起きるか

一口に不眠症と言っても、睡眠負債が膨らんでいっているのか、それとも睡眠負債はあまり存在しないのかによって、まったく、その意味が違ってくる。睡眠負債が問題のないレベルであれば、本人がどんなに「眠れない」と感じていても、それほど心配ないということになる。

一方、睡眠負債が慢性的に累積し、疲労がたまっているのに眠れない状況が続く場合には、さまざまな影響が出やすい。脳に対する影響は、大きく二段階で生じてくる。

最初の段階は、主に数日程度の睡眠不足にともなって生じる反応で、疲労により神経細胞間の伝達がうまくいかなくなる。

脳の神経システムは、神経細胞から伸びた神経ファイバーの先端から神経伝達物質を放出し、それが相手の神経細胞の表面にある受容体に達することによって、信号を伝えている。神経システムが休みなく活動を続けると、一つには、神経伝達物質を放出し尽くして、貯蔵庫が払底してしまうということになるし、もう一つには、受け手の受容体が、神経伝達物質にさらされ続けた結果、一過性に反応しなくなる状態（脱感作《だつかんさ》）を引き起こす。つまり、この段階では、神経伝達物質が不足気味になったり、受容体が脱感作を起こしたりすることで、信号が思うように伝わらなくなるということが起きる。これが、まさに神経疲労の正体である。

不眠の場合に起きる、もう一つ重要な現象は、ストレス・ホルモン（副腎皮質ホルモンなど）の分泌が高まるということである。これは、ある意味、防御的な反応であり、短期的には脳や体の機能を高める。

試験のときに眠れなかったりしても、頭が冴えて、逆によくできたりすることがあるが、ストレス・ホルモンが分泌されることによって、脳も体も活性化されていたと考えられる。私自身、昔大学受験をしたときに、一睡もできなかったことがあるが、普段より頭がよく回って、試験の出来ばえもよかったのを記憶している。

つまり、短期の不眠の場合には、一方では神経疲労の影響があり、もう一方では、ストレス・ホルモンの作用があり、両者の綱引きということになる。その意味で、眠れないからといって朝まで徹夜で活動してしまうと、神経伝達物質が不足して、いくらストレス・ホルモンの分泌が高まっても、パワーが出ないということにもなってしまう。眠れなくても目を閉じて横になり、休養しておくことは大切だ。

次の段階は、一週間以上の長期にわたる睡眠不足が続いた場合に生じてくる反応である。これは、神経細胞自体がダメージを受けるという形で現れる。過剰に興奮し続けたり、ストレス・ホルモンを浴び続けたりすることは、神経細胞を傷めるだけでなく、損傷を修復する作用を抑えてしまうことで、ダメージが蓄積されやすくなる。神経細胞の新生や修復を促進している脳由来神経栄養因子（BDNF）などの栄養因子の分泌も低下する。

その結果、脳の萎縮が起きることもある。また、ストレス・ホルモンは、骨や筋肉などの成長を促進する成長ホルモンの分泌を低下させるため、子どもに慢性的なストレスや睡眠障害があると、成長にも影響する。

うつ病や精神疾患が発症する前の段階で、すでにこうした萎縮が始まっていることが少なくない。萎縮が起きやすいのは、脳の中でも、もっとも活発に活動している前頭前野や海馬《かいば》といった領域である。

睡眠不足は、多くの精神疾患の引き金をひき、重要な予兆となる。精神科医が、まず「眠れていますか」と質問をするのも、睡眠が健康な精神の維持にそれだけ大切だからである。不眠症は、決して侮れないのである。

不眠の影響はいたるところに現れる

睡眠不足が、脳の機能だけでなく、器質的な変化さえも引き起こすということを理解すると、睡眠障害がさまざまな影響を広範囲に及ぼすことも納得できる。特に影響を受けやすいのは、前頭前野や海馬、前部帯状回である。

　前頭前野は、「理性の中枢」「人格の座」とも言われ、情報の統合や判断、意欲や情動制御（感情のコントロール）、社会性の機能などにかかわっている。海馬は記憶の中枢であり、長期記憶や連想にも関係している。前部帯状回は、気分のコントロールや注意、痛み、葛藤処理などにかかわる。

　したがって、睡眠の障害は、まず注意力（特に注意の持続）や記憶力などの機能を低下させる。高度な情報の統合を必要とする判断力や抽象的思考、創造力は、特に影響を受けやすい。

　その人のパーソナリティや意欲によって、影響の出方は異なるが、睡眠不足の期間が長く続けば続くほど、その影響は強まり、影響を受けやすい人では、注意力や集中力が通常の十分の一程度まで低下することもある。

　交替勤務者、パイロットなどの航空従事者、列車運転士、長距離運転手、病院勤務者などで夜間勤務のため睡眠パターンが乱されやすい人では、ストレス・ホルモンによって消化器疾患や高血圧などの健康上の問題を抱えやすいだけでなく、不注意ミスや事故が多いことが知られている。これも睡眠不足が、注意力や集中力に影響しやすいためである。

睡眠不足は老け込む原因になる

睡眠が寿命や老化にも関係するのは、睡眠が損傷した神経細胞や遺伝子の修復に深くかかわっているためである。脳由来神経栄養因子や成長ホルモンが分泌されるのは、深い眠りであるノンレム睡眠の中でも、特に深い眠りである「徐波《じょは》睡眠」においてである。徐波睡眠が十分にとれないと、損傷を修復することが追いつかなくなり、老化が進みやすくなる。

ところが、この徐波睡眠が減り始めるのが、三十五歳から四十五歳くらいの時期なのである。この時期から、次第に青年期のようにぐっすり眠ることが減り始める。個人差はあるが、この時期に差し掛かったあたりから老化が進みやすい状況に置かれる。そこに、睡眠不足の状況が加わると、徐波睡眠はますます減り、加齢変化を加速させてしまう。

四十五歳以降では、その傾向は一段と強まる。眠った後でも、若い頃のような爽快感を味わいにくくなるのは、徐波睡眠の割合が減ってしまうためだ。

老化を防ぐためにも、中年以降では、いっそう質のよい睡眠を十分とることが求められる。

うつ病と間違われることも

睡眠障害の影響が現れるもう一つの領域は、気分や意欲、行動である。睡眠が不足するとイライラしやすくなったり、不機嫌になったり、気分が重くなったり、疲れを感じやすくなる。痛みを感じやすくなったり、葛藤処理がうまくいかず、些細なことでキレやすくなる。よく眠れているときになら、うれしくてたまらないはずのことも、不快にしか感じられない。意欲は低下し、投げやりになる。

こうした症状は、うつ病にそっくりであり、うつ病と誤診されることもある。しかし、睡眠障害の種類によっては、うつ病の治療を受けると、症状が悪化して危険なものもある。さらに厄介なのは、睡眠不足が続くと、実際にうつ状態に陥りやすくなることだ。

睡眠不足が、攻撃的な行動を引き起こしやすいことも知られている。イライラや不機嫌な気分に、何か不快な出来事が加わると、普段ではしないような攻撃的行動や言動が現れてしまうことがある。前頭前野による情動制御のブレーキが弱まるためである。普段穏やかな人でも、睡眠不足のときには、些細なことからケンカや口論、トラブルが起きやすい。

睡眠障害は、社会的機能にも影響する。他者に対する関心が乏しくなったり、人に会うことに消極的になることもある。睡眠障害は、ひきこもりの原因ともなる。

それ以外にも、睡眠障害はさまざまな身体的機能や健康にも影響する。不眠においては、ストレス・ホルモンの過剰な分泌が起きやすく、それは、消化性潰瘍《かいよう》や高血圧、糖尿病、肥満の原因になり得るし、また免疫系や内分泌系にも影響する。

睡眠障害は高齢者に多いが、意外に子どもにも多い

睡眠障害は、どの年齢層でも多いものだが、ことに、高齢者でその頻度が高い。高齢者では、日中の活動性が低下するとともに、睡眠を維持する機能が低下するためである。

しかし子どもにも、意外に睡眠障害が多い。子どもの睡眠障害には、いわゆる夜型になって就寝時間が遅くなることによるものと、それとは別の原因で眠れない場合とがある。

睡眠欲求が高く、脳が成長途上にある子どもでは、睡眠不足の影響が強く出やすい。眠るのが遅いと、朝がなかなか起きられないだけでなく、日中の眠気や注意力、集中力の低下を招き、成績にも響く。朝が起きられないことで、親とぶつかり合い、また学校での遅刻や居眠りから、教師にもにらまれて、次第に問題児扱いされることで、不登校に陥るなど、状況がさらに悪化する場合も少なくない。

また、しばしば睡眠障害の存在に気づかれない場合もある。「眠れない」と本人が訴え

ないことも多い。朝が起きられないことや昼間ぼんやりしていることに対して、周囲は、夜中に何かしているのではと疑ったり、他の原因を考えてしまう。

こうした場合、睡眠障害の存在に気づき、それに対して適切な対処をすることで、集中力や意欲が改善し、成績にも好影響がみられる。子どもに多いのは後で述べる概日《がいじつ》リズム睡眠障害であるが、それ以外にも種々の原因があり、見極めが大事である。

もう一つ重要な点は、子どもと大人では睡眠障害の影響の出方が異なる場合があるということだ。睡眠障害があると、大人では、眠気や意欲、活動性の低下となって現れるのが普通であるが、子どもでは、活動性が亢進《こうしん》し、多動や破壊的な行動がみられる場合もある。それに関連して近年注目されているのは、子どもの睡眠障害が、注意欠陥／多動性障害（ＡＤＨＤ）にともなってみられる場合があることで、この場合、ＡＤＨＤが睡眠障害の原因というよりも、むしろ睡眠障害がＡＤＨＤを悪化させていると考えられている。

子どもの睡眠障害は、家庭全体に影響が及びやすく、子どもの睡眠障害が原因で、夫婦仲が悪くなったり、離婚に至るというケースさえある。しかも、睡眠障害の問題が自覚されておらず、両者が見当外れな非難を浴びせ合って、関係が悪化してしまうという状況もみられやすい。そうした場合には、子どもの睡眠障害に気づいて、適切な手当てを施すことで、家庭内もうまくいくようになる。

不眠だけでなく、昼間の眠気も大事なサイン

睡眠障害を疑う症状として、不眠ばかりを考えがちであるが、もう一つ重要なのは、昼間の眠気である。夜ぐっすり眠ったはずなのに、昼間眠そうにしているという場合には、睡眠障害を疑う必要がある。

この場合、深い眠りである徐波睡眠が妨げられている可能性がある。ストレスやうつ、カフェインの過剰摂取は、徐波睡眠の割合を減らす。この場合には、「夢ばかり見て」という言い方になることが多い。

ときには、本人が睡眠障害の存在にさえ、気づいていない場合もある。その代表は、睡眠時無呼吸などの「呼吸関連睡眠障害」である。よく眠ったはずなのに、日中の眠気や疲れがひどいという場合には、その可能性を考えなければならない。

睡眠時無呼吸は、深い眠りになると息が止まって眠りが中断してしまうということを繰り返すため、睡眠をとっているにもかかわらず、睡眠が不足するという事態を招く。日中の強烈な眠気や注意力の低下の原因ともなる。また、心肺系に大きな負担をかけ、高血圧

や心疾患、脳卒中や心筋梗塞《こうそく》の危険を増し、しばしば突然死の原因となる。

閉塞性睡眠時無呼吸は、肥満気味の中高年に多いものだが、実は子どもにもみられることは、あまり知られていない。主に扁桃腺やアデノイドの肥大による、気道の閉塞によって起きる。ときには、二歳前後の幼い子どもにもみられる。

大人の睡眠時無呼吸が、肥満気味の人に多いのとは対照的に、子どもの場合には、低体重や発育不良を引き起こす。それというのも、この疾患は深い睡眠を妨げるが、成長ホルモンの分泌は、深い睡眠のときに活発に行われるからである。早く気づいて睡眠状態を改善することが、発育不良の改善にもつながる。

眠りへの囚われが悪循環をつくる

このように、睡眠は、想像している以上に、われわれの生活に影響を与えている。仕事や対人関係をも左右し、ときには命にかかわる危険な落とし穴となることもある。しかし同時に、睡眠というものに対して過敏になりすぎず、客観的な態度をとることも大切である。

いわゆる不眠症の多くは、睡眠に対する強すぎる囚われが、症状を悪化させている。完璧な睡眠を求めすぎたり、自分は人より眠れないという思い込みが、そこにはある。

そうした心理的な要因がからんだ不眠症を改善するためには、自分の中にある睡眠に対する固定観念を、もっと柔軟なものに変えていく必要がある。視野をもっと広げ、大きな視点から睡眠を考えることも大事なのである。

あなたの睡眠に対する囚われを解きほぐしていくためにも、これまでの人類の睡眠や不眠との長い付き合いの歴史を、ざっと振り返ることから始めていきたい。眠りをめぐるさまざまなドラマを通して、眠りの意味を、これまでとは違う角度から再発見されることだろう。

第二章 長い夜との闘い

睡眠と不眠をめぐるドラマ

昔は「不眠」を問題とする人はいなかった

文明は夜を明るくし、昼間に変えてきた。同時に文明は、睡眠は必要だが、少なければ少ないほどよいコストの一種として捉えるようになった。

不眠不休で動き続ける文明の中にあっては、睡眠は、活動停止を余儀なくされる制約であり、それ自体に価値があるというよりも、いささか邪魔なものとして扱われるようになった。栄養剤のように、いつでもどこででも手早くとれることが理想であり、短時間睡眠への憧れは今も根強い。人々の睡眠時間は、過去百年、短くなり続けている。しかもこの数十年、その勢いは加速している。多くの人が慢性的な睡眠不足の中で生活している。

さらには、短い睡眠さえも、とりたいときになかなかとれないという面倒な事態にも遭遇している。睡眠が不足しているにもかかわらず、多くの人が、質のよい睡眠をとれなくなったと感じている。慢性的に寝つきが悪い人や早く目が覚めてしまう人、夜は眠れないのに昼間眠くなってしまう人など、いわゆる不眠症で悩む人は増え続け、処方される睡眠薬の量も増加の一途をたどっている。

だが、それはある意味、睡眠をないがしろにし、われわれの生活から夜の暮らしを奪い取ってきた文明の副産物でもあるのだ。

紀元前一七〇〇年頃までに成立したとされる古代バビロニアの叙事詩『アトラハシース』には、神々が最初の人類を創って、仕事をやらせるようになったのだが、人類が増えすぎて地上が騒々しくなり、神の眠りが妨げられたため、疫病などを罰として引き起こしたと語られている。不眠症は、文明のもたらしたある種の「疫病」なのかもしれない。

今日、「睡眠障害」とか「不眠症」といった言葉が身近で使われるようになったことに表れているように、われわれ現代人は、眠れないことを「病気」や「障害」としてマイナスに捉えることが当たり前になっている。

しかし、眠れないことは、昔は問題とはみなされなかったし、病気でもなかった。個人的な出来事でさえなかったという。

近代的な意味での「不眠症」は、十八世紀の啓蒙主義のヨーロッパで生まれた概念だと言われている。時を同じくして、それまで、もっと能動的な意味をもっていた睡眠は、受動的な営みに格下げされたのである。それ以前の時代にあっては、夜や眠りといったものは、明るさや活動の欠如態ではなく、独自の存在感をもっていたのだ。

初期の医者たちは、睡眠を他の営みから切り離しては考えず、もっと大きな環境を反映した現象とみなした。不眠が認められるときも、それは睡眠の問題ではなく、道徳的、倫理的、宗教的な意味で解釈された。

睡眠は自然の一部でもあった。古代の夜においては、闇は暗く、月は今日では想像できないほど大きな存在感をもっていた。満月の明るさは人類を活動的にし、睡眠を妨げるほどであった。古代アテネでは、満月の夜に宗教的な行事が行われた。日本を含むアジアの各地にも、満月の夜祭の風習が残っている。一方、新月は、睡眠を促し、また逢い引きにはもってこいだった。

夜はまた、古代人にとって、危険に満ちていた。野生動物の脅威は、常に命を脅かした。十九世紀においてさえ、インドでは三十万人の住人がトラの餌食となった。ぐっすり眠ることは、しばしば危険であった。

不眠の英雄ギルガメッシュ

不眠症で苦しめられた最初の歴史的人物は、ウルク（現在のイラクの南部）の王、ギルガメッシュであろう。ギルガメッシュは、野心と活力に溢れた人物で、ほとんど眠らずに活動することができた。この点は、多くの英雄に共通するところである。精神医学的に言えば、高揚気質の人物で、非常に短い睡眠時間で活動することができるショート・スリーパーだったと推測される。ギルガメッシュは連戦連勝を誇り、周辺諸国を征服し、領土を広げていく。この時期、眠りは、彼にとって、ほとんど不要なものとして語られる。

ギルガメッシュには、一人の盟友がいた。名をエンキドゥといった。エンキドゥは獣に育てられた乱暴な野生児だが、ワナに捕らえられた獣を助けてやるような優しい一面をもっていた。エンキドゥは最初、ギルガメッシュと対立するが、やがて二人の間に友情が芽生える。ギルガメッシュにとって、二心のないエンキドゥは、信頼できる存在だったのだ。

ところが、このエンキドゥが死んでしまう。唯一心を許した友を喪ったギルガメッシュの衝撃は大きかった。英雄ギルガメッシュも、この世の儚《はかな》さを感じるようになる。死を恐れたギルガメッシュは、不死を手に入れたいと望むが、この頃から眠りたくても眠れないという症状に苦しむようになる。彼は、眠ってエンキドゥを喪った悲しみを忘れたかった。だが、冴えすぎた意識は、それを許さなかったのだ。

眠りなど必要ないと思っていたときには、どこででも瞬く間に眠れたのに、眠りたいと思ったときには、眠りは訪れてくれなかった。ギルガメッシュに許された、すべてを忘れることのできる眠りは、死だけであった。彼は、死を受け入れる心境に至るのである。

ギルガメッシュの不眠症は、睡眠というものの逆説的な性質を示す一例だと言えるだろう。求めないときに、容易に手に入り、求めようとすると、得られないのである。求めようとする意識が、かえって眠りの邪魔をする。このことは、よい眠りをとるために心得ておくべきことでもある。

死にもっとも近い体験としての睡眠

古代において、睡眠は、死に似た体験として理解され、睡眠や夢は、人間の暗黒の部分にかかわるものとして考えられていた。

ギリシャの詩人ホメロスは、「眠りと死は、双子の兄弟である」と述べている。これは、眠りというものに対する当時の見方を反映している。ギリシャ神話では、夜の女神が双子の兄弟を生んだ。一人はヒプノス（眠り）であり、もう一人がタナトス（死）である。ヒプノスは、人々に幸福と安らぎを与える存在であったが、タナトスは、人間を憎んでいた。対照的な性質をもった二人だが、人間の意識を奪うという点では、同じだった。

こうした眠りに対する考え方は、近代以降になってもみられる。小説家のフランツ・カフカは、不眠症に苦しめられた一人だが、プラハの町の屋根裏部屋で、幾晩も眠れない夜を過ごした後に、こう日記に記している。「たぶん、私の不眠症は、強い死の恐怖を隠しているだけなのだろう。たぶん、眠りの間に私のもとを離れる魂が、二度と戻ってこないのではないかと、私は恐れているのだ」

現代日本の作家、小笠原慧も、悪夢と突然死をテーマにした作品『死夢』を、次の一節で書き出す。「眠りは死に似ている。生きているものが、死にもっとも近い体験をするのは、眠りにおいてである。だから、死を怖がるものが、眠りを怖がったとしても不思議はない。眠ってしまったが最後、再び目覚めるという保証はどこにもないのだから」

不眠（症）は、insomnia というラテン語を翻訳したものであるが、insomnia は、元々は、夢に邪魔された眠りを表し、眠り自体が困難な状態を表したものではなかった。その状態を最初に記載したのは、紀元前一世紀のローマで、カエサルと同時代に生きた夢占いの創始者、ダルディスのアルテミドルスである。カエサルに暗殺の危険を知らせようとしたが、カエサルにその警告は伝えられなかったという。アルテミドルスは、夢には二つの種類があるとし、その人の欲望や過去を映し出した夢と、神から贈られた神聖な予知夢を区別して、「心乱れた欲望」や過去に起因した夢のことを、insomnia と呼んだのである。

つまり、不眠とは、単に眠れないことというよりも、何かを知らせようとしている現象として理解されていた。それが、単に眠れないことを意味するようになったのは、十八世紀の啓蒙主義によって、合理的な考え方が広まってからである。

とはいえ、古代においても、すでに睡眠の神秘的、心理的な側面ばかりではなく、生理的な側面にも関心が注がれていた。不眠の原因は食事の不足か食べすぎだというのが、当時の一般的な医学的見解だった。心の状態ばかりでなく、身体的な状態が睡眠に影響を及ぼすことに、古代人たちは気づいていたのである。

悪魔は眠らない

キリスト教と教会の支配が強かった中世ヨーロッパにおいて、不眠に付け加えられた新たな側面は、不眠というものに暗い影を与えたかもしれない。不眠は、悪魔の属性の一つと考えられたのである。

中世は神学を発達させると同時に、悪魔学という研究領域を生んだ。それはちょうど、二十世紀の心理学や精神医学の発達が、異常心理学や精神病理学を生み出したのと同じことだろう。この世の悪は、悪魔の仕業として説明され、悪魔を見つけ出し、退治する方法が真剣に研究されたのである。それは宗教裁判や魔女狩りにおいて、告発の根拠を与える学問的知見ともなった。悪魔は眠りを必要とせずに、絶え間なく活動を続ける存在とみなされた。

キリスト教的な秩序においては、安息日の日曜日に仕事をすることが禁じられたのと同じように、夜は眠るべき時間であり、夜に活動すること自体が神の定めた秩序を乱す、怪しむべき行為と考えられたのである。

時間は、神のみが創り得る聖なるものであった。それゆえ、金貸しが利息をとる行為にも、宗教は異を唱えた。利息をとることが時間の価値を歪め、その神聖さを冒《おか》してしまうという理由からであった。

しかし同時に、中世も終わりに近づくにつれて、聖なる時間を有効に使うことが善であり、時間を浪費することは悪だという観念が生まれた。それは十四世紀のヨーロッパにおいてだとされるが、その考え方が、三、四百年後には、「時は金なり」という資本主義の精神へとつながっていくのである。それとともに、睡眠に対する考えも変わっていくことになる。

睡眠の異端者たち

十字軍を契機とした商業や貿易の発展は、イタリアの諸都市に莫大な富をもたらし、その富を土台に、ルネサンスが花開いた。キリスト教の重苦しい桎梏《しっこく》から解放された、自由な人間賛歌とも言うべき文化が生まれたのである。

とはいえ、この時代、教会はまだ権力の中心にあり、その芸術のもっとも重要な顧客は教会であり、芸術のテーマも宗教と無縁ではいられなかった。

しかし、この時代に活躍した天才たちが、悪魔学の研究者や異端審問官たちが眉をひそめそうな睡眠のとり方をしたことは、キリスト教的な秩序がほころび始めたことを象徴していると言えるかもしれない。

ダビデ像などで知られる彫刻家のミケランジェロは、頑健な体軀の持ち主で、一日四時間しか眠らずに、仕事をし続けたと言われる。サン・ピエトロ寺院の天井画を手掛けた際には、足場から降りていくのが面倒で、足場の上で眠り、起きたらすぐに仕事を始めた。不眠不休で働き、芸術という仕事を睡眠よりも優先するという勤勉さは、近代的な精神の先駆けと言えるだろう。

同じルネサンスの天才、レオナルド・ダ・ヴィンチに至っては、その睡眠のとり方は、まったく常人と異なっていた。レオナルドは四時間ごとに十五分だけ眠り、また四時間働いて十五分眠ったという。しかし、それでは一日に一時間半しか眠らないことになる。

彼は深夜に死体の解剖をし、それを克明にデッサンした。当時にあっては、まさに悪魔の所業と勘違いされかねない行為である。

レオナルドにみられる細切れの睡眠のとり方は、後で述べる体内時計が壊れている場合に認められる眠り方に似ている。実験動物の体内時計を破壊してしまうと、長時間続けて眠らなくなり、短時間ずつ何度にも分けて眠るようになる。

レオナルドは、体内時計の支配から自由だったのだろうか。そのため、夜にまとめて眠るという必要がなかったのだろうか。

彼は短い睡眠で長寿を遂げ、多くの時間を芸術のみならず、旺盛な好奇心と創造欲を満たすために用いた。不眠不休で創造し続け、極めて生産的な生涯を送ったという点にも、近代人が彼を崇め続ける理由があるのだろう。

コーヒーと近代科学と睡眠

ルネサンスで萌芽した人間中心の科学的な精神が、近代合理主義として最初に確立されるのは、十七世紀のイギリスやオランダにおいてである。睡眠と不眠の歴史においても、十七世紀は、二つの点で重要である。

一つは、コーヒーの飲用が、庶民の間にも広まり始めたことである。最初のコーヒー・ハウスがロンドンに登場したのは、一六五〇年代のことで、その後急速に数を増やし、十七世紀末には数千のコーヒー・ハウスがあったという。そこで人々は、当時普及し始めた新聞を読み漁り、政治談議で盛り上がった。それは、清教徒革命や名誉革命という二つの市民革命を成し遂げるのに一役買った。

コーヒーの覚醒作用は、人々を夜でも元気にさせ、世論を活発にするのにも役立ったに違いないが、その一方で、睡眠という聖なる時間が人為によって短縮されるという事態が、このときから起こり始めるのである。

そして、もう一つ重要な点は、科学的な医学が誕生したことである。十七世紀は、血液循環論のウィリアム・ハーベイや、ボイルの法則で知られる近代化学の祖ロバート・ボイルが活躍した時代でもある。実験と観察に基づく科学が産声を上げたのだ。こうした科学的態度が、精神的な現象に対しても、超自然的な説明によってではなく、物質的な現象として捉えることで理解しようとする新たな機運を生んでいく。それまで神秘的な現象とされ、社会から寛大な保護を受けてきた精神病者は、その神秘のベールをはぎ取られて、ただの病人とされ、精神病院に閉じ込められることともなった。ロンドンのベツレヘム王立病院に代表されるような巨大施療院が誕生するのは、まさに近代合理主義が誕生した十七世紀においてなのである。

不眠に対しても、それは「悪魔の仕業」でもない代わりに、「問題なし」ともみなされず、体のバランスが崩れることによる「症状」とみなされるようになる。先に述べたように、不眠を「病気の徴候」とみなす考え方は、啓蒙主義の時代である十八世紀に確立される。

近代合理主義は、その始まりにおいて矛盾した二つの側面を露わにしていたと言えるだろう。一方では、「病気」の症状を生むものを広めながら、一方では、それを「病気」とみなして隔離し、治療しようとする構造である。

だが、この時代は、のんびりしたものであった。まだ蠟燭《ろうそく》の明かりしかなく、夜は静かで暗かった。多くの人は、寝るしか、することがなかったのである。近代合理主義を代表するフランスの哲学者であるデカルトの睡眠のとり方にも、それは表れている。

デカルトは、九時間以上眠っていたことでよく知られている。彼は朝寝坊が好きで、朝目が覚めてもベッドから出ずに、布団にくるまりながら、いろいろ考えるのが習慣だった。

一方、デカルトより一世紀以上も後に活躍したドイツの哲学者イマヌエル・カントになると、現代人のような勤勉さが認められる。近代合理主義哲学を完成させたカントは、十時に寝て、五時前に起きた。七時間足らずしか眠らなかったのである。この時代の人としては、かなり短かった。しかも、彼は、食事と呼べるものは昼食の一回だけで、夕食はとらなかった。朝食は一杯のお茶を飲みながら、タバコを一服するだけだった。それで、彼は毎日八時間仕事をしたという。

睡眠三時間のナポレオン伝説

十八世紀の啓蒙主義は、やがてフランス革命に代表される市民革命を引き起こし、近代合理主義にふさわしい政治体制が模索され始める。その中で新たな政治や文化の担い手として台頭したのが市民であり、その人気を権力基盤として活躍した新たな英雄が登場する。市民の熱烈な尊敬と支持を勝ち得るためには、政治的指導者は伝説的な英雄として振る舞うことを求められた。そして、英雄の一つの条件が、不眠に耐えるという能力である。

それは、ギルガメッシュの時代から受け継がれた特性でもあったが、特別な血筋をもたなっていたのである。

ない者が統治者となる時代において、その正当性を裏づける証として、再び重要な要件と
なったのである。

その典型は、言うまでもなく、コルシカ島出身の一砲兵士官から、皇帝にまでのぼりつめたナポレオンである。

ナポレオンは、数学をもっとも得意としたことにも表れているように、極めて合理的な精神をもった、勤勉な人物だった。士官学校時代、貴族出身の学友たちが多い中で、交友や遊びには目もくれず、勉学に励んだ。士官学校では、多くの科目を学ばなければならなかったが、ナポレオンは一日の時間を細かく区切り、時間枠ごとに勉強する科目を決めて取り組むことで、その問題に対処した。

ナポレオンは、この士官学校の時代から、三、四時間の睡眠しかとらなかったという。そこから、ナポレオンは三時間しか眠らないという伝説が生まれた。別の説によると、ナポレオンは不眠症だったため、三、四時間しか眠れなかったのだとも言われている。ショート・スリーパーか不眠症かという区別は、眠らないことを、どう捉えるかにもよるだろう。

しかし、ナポレオンも決してスーパーマンではなかった。側近の証言によれば、寝不足

と疲労のため、ナポレオンは重要な会談や、ワーテルローの戦場においてさえも、あまり頭が回っていなかったという。

ショート・スリーパーたちの真相

毎日五時間以下しか眠らなくても、日中の活動に何ら支障のない人をショート・スリーパーと呼び、医学的にも、そうした一群の幸運な人々がいることが知られている。

このタイプの人は、活動的で、高揚気質の人に多い。自分の睡眠についてあまり考えたこともなく、短い質のいい睡眠をとるので、自分の睡眠に満足しており、眠れないと感じることもめったにない。

ナポレオン以降、政治やビジネスのリーダーたちに求められるようになった資質の一つが、このショート・スリーパーであることだと言えるかもしれない。

第二次世界大戦のとき、イギリスを率いてヒトラーのナチスドイツと戦い、勝利に導いたウィンストン・チャーチルも、夜は二、三時間しか眠らないという伝説があったが、その実、たっぷりベッドで昼寝をしていた。チャーチル曰く、「それが唯一私の責任を全うする方法であったからだ」。彼も、寝不足では、重大な判断をすることができなかったのである。

同じくイギリスの首相で「鉄の女」と言われたマーガレット・サッチャーも、一晩に四時間しか睡眠をとらないことで有名で、「睡眠なんて弱虫のためのもの」と豪語してみせた。しかし、実のところは、サッチャーは不眠症に悩んでいたので、それを逆手にとって、自分をナポレオンに擬したのだとも言われている。

真相はおそらくショート・スリーパーの人も、不眠になることがあるということだ。普段、四、五時間の睡眠で大丈夫なスーパーマンやスーパーウーマンも、二、三時間しか眠れなければ、きついと感じるだろう。同じ人間なのだから、ストレスが激しければ、睡眠が障害される日もあって当然だ。

アメリカ大統領を務めたビル・クリントンも、五、六時間しか眠らないと言われた。しかし、受験生でも、それくらいの睡眠時間で頑張っているだろう。多くの病院勤務医の睡眠時間は、もっと短い。大統領なら、六時間も眠れば上等ということになるだろう。

クリントンに劣らず、公務だけでなく、プライベートにおいてもタフだったことで知られるJ・F・ケネディは、アンフェタミノン（覚醒剤）に依存していたとされる。

人並み以上に元気な彼らでさえ、その権力を維持するために、かなり無理と苦労を重ねていたというのが真相のようだ。

実業家、科学者にも、短時間睡眠型の人が多い。短時間睡眠に耐えられる体力と疲れを知らない脳の持ち主でなければ、成功はおぼつかないということだろうが、彼らにとっても、睡眠を削ることは決して楽なことではないのだ。

こうみてくると、七時間以上眠らないと体調が維持できない凡人には、偉大な成功は望めないかのような気がしてくるが、決してそんなことはない。九時間以上眠るロング・スリーパーの中にも、偉大な人物を見出すことができる。もっとも、数の上では、ショート・スリーパーほど多くないことは認めざるを得ないが。

その一人は、イギリスで最初の辞書を編纂したことで知られる十八世紀のサミュエル・ジョンソン博士で、昼の十二時まで寝る習慣があった。そのくせ、若者には、自分を手本にしないように忠告している。二十世紀の知の巨人の一人で、もっとも有名な科学者と言っていいアルバート・アインシュタインは、毎晩十一時間も眠っていたことで知られている。

睡眠は「時間のムダ」

夜を様変わりさせ、人々の睡眠を大きく変質させることとなった出来事と言えば、トーマス・アルバ・エジソンによる白熱電球の発明である。それまでも、蠟燭やガス灯、アルコールや灯油のランプはあったものの、その光度は弱く、昼間のように明るいとはいかず、闇の一隅をほの明るく照らすという程度にすぎなかった。しかし、白熱電球とその大量生産技術は、その格段の明るさによって、夜から闇を奪い去ったのである。

白熱電球の発明により、人々の生活は一変した。夜も働いたり活動したりすることが当たり前になったのだ。実際、人々の睡眠は、その発明の後、顕著に短くなり始めたのである。そして、この事態は、白熱電球の発明者のエジソンにとっては、してやったりであっただろう。というのも、エジソンは、睡眠を「ムダ」だと考えていたからだ。

実際、彼は、恐ろしく短くしか眠らず、仕事に熱中しているときは、ベッドで眠ることも稀《まれ》だった。彼は眠くなると、両手に真鍮《しんちゅう》の球をもって、椅子によりかかった。腕から力が抜け、真鍮の球が床に落ちて大きな音を立てると、彼は椅子から起き上がり、仕事にとりかかったという。

これは、後でみるように、徐波睡眠という深い眠りに入る手前のところで眠りを留めておく、うたた寝の方法だと言える。徐波睡眠まで入ってしまうと、眠気が覚めにくくなり、後にだるさが残って、集中力が戻るのに時間がかかってしまう。すぐ仕事にとりかかるというわけにはいかなくなるのである。発明王エジソンは、その原理を会得して、しかも、徐波睡眠を防ぐ方法を考案して、実践していたというわけである。

エジソンは、画期的な発明を行うだけでなく、ヘンリー・フォード同様、発明した商品を大量生産するシステムをつくり上げた。エジソンは、効率と成果を最優先する近代合理主義を言葉や思想ではなく、たとえば電球という商品によって、現実化した人物だと言えるだろう。

昼夜関係なく働いて、生産し続けるという効率本位の考え方の前では、人類がこれまで維持してきた睡眠のリズムなど、ほとんど考慮されることはなかった。適応を迫られたのは、工場の機械ではなく、人間のほうだった。

二十四時間動き続ける現代社会を維持していくためには、シフトワークが不可欠となった。現在、アメリカでは男性の四分の一以上、女性の十七パーセントが、交替勤務で働いているという。日本の状況は、あるいはそれを上回っているかもしれない。それは、否応なく睡眠の質を悪化させ、不眠や睡眠不足に苦しむ人の数を増やす。

不眠に悩まされた偉人たち

疲れ知らずの工業化社会が大発展を遂げ、スーパーマン的な人物が、その旗振り役となって大活躍をする一方で、かまびすしい文明に辟易《へきえき》する、神経過敏な人たちも現れ始めた。

思想のうえでは、キリストの隣人愛を否定し、それを超えたスーパーマン（超人）の到来を希求した哲学者のフリードリッヒ・ニーチェもそんな一人であった。彼は頭痛もちのうえに、不眠に悩まされたことでも知られている。ニーチェは端的にこう述べている。「眠るというのは、たやすい技ではない。それを達成するには、昼間ずっと起きておかねばならない」

ニーチェより少し後のカフカになると、虚無と不安は体の芯まで蝕《むしば》み始める。『変身』や『審判』などの作品で知られるカフカの文学は、人間存在が抱える不条理性と根源的な不安に満ちているが、彼もやはり、重度の不眠に悩まされた。

彼の遺した日記には、不眠に関する記述が何度も現れる。「眠れない夜だった。三夜続きだ。ぐっすり眠ったと思ったが、一時間で目が覚めてしまった。間違った穴に頭を入れてしまったみたいだ」（フランツ・カフカ『日記』）

フランスの小説家マルセル・プルーストが、大長編小説『失われた時を求めて』の中で行おうとしたことは、自分の体験の記憶を、可能な限り忠実に再現することであった。それは、現代的な意味での自我への執着を表しているが、神経過敏な現代人と同じように、プルーストも不眠に悩まされ、ヴェロナールという睡眠薬に依存していた。

プルーストとともに、「記憶の作家」と呼ばれる小説家のウラディミール・ナボコフも、不眠症だった。彼は自嘲的にこう述べている。「睡眠は、もっとも高い会費と、もっとも洗練されていない儀式をもつ世界で一番馬鹿げた友愛協会のようなものである」と。あいにく知識人の多くが、この愚かしい友愛協会に、高い会費を払わされた。近代的な自我を抱えた知識人にとって、不眠症は宿痾《しゅくあ》（持病）だと言えた。ある意味、それは自我の肥大した知識人たる証だったかもしれないが。

そして、今や幾億の現代人が、一方ではニーチェのようにスーパーマン的な万能感を求め、また他方ではカフカやプルーストのように、虚無と不安に苦しみながら、眠れない夜を過ごしている。

睡眠時間の減少は、うつ病などの精神疾患の増加の一因とも考えられている。不眠症は、文明社会がもたらした時代病であると同時に、それを克服することが、このストレスの多い時代を生き延びるためには不可欠ともなっているのである。その克服には、近代合理主義の恩恵を生かすとともに、近代合理主義が棄て去ったものともつながり直すことが必要なのかもしれない。

過酷な睡眠環境に置かれる現代人

だが、そんな人々の悩みとは無関係に、グローバル化し、二十四時間ネットワークでつながった社会は、ますます人々の睡眠を脅かしている。そこで暮らす人々は、否応なくそれに巻き込まれ、知らず知らず危険にさらされる。

何しろ、巨大化し、高速化した文明をコントロールしているのは、石器時代とさほど変わっていない、われわれ人類の脳である。睡眠を切り詰めたうえに、長時間の過酷な集中を要求される。そこにほころびが生じないわけがない。睡眠不足による注意力の低下がもたらした重大事故の数々は、まさにそうした事態に対する警鐘だと言えるだろう。

一九七九年、スリーマイル島で起きた原発事故や一九八六年に起きたスペースシャトル・チャレンジャー号の爆発事故、さらには一九八九年にアラスカで起きた、エクソン・バルデス号が座礁して千百万ガロンの原油が流出した事故でも、職員の睡眠不足による見落としが背景にあったと考えられている。

スリーマイル島の事故は、午前四時に発生したが、深夜勤務の職員が異常を見落としたことが原因とされる。チャレンジャーの事故では、三人の首席プロジェクト・マネージャーのうち二人が、打ち上げまでの三日間、毎日三時間未満しか眠っていなかった。睡眠不足が、微妙な判断に影響した可能性が指摘されている。

日本でも、二〇〇五年にJR福知山線で起きた尼崎脱線事故では、運転手が前夜当直勤務であったことから、睡眠不足が注意力の低下を引き起こした可能性も、一部から指摘された。交通事故の約半数が、睡眠不足やそれによる疲労と関係があるとされる。睡眠は、生産性や創造性ばかりか、生命の安全にもかかわるのである。

太陽とともに活動する採集狩猟民は、一日平均十時間眠るという。森で暮らすチンパンジーと同じくらい眠るのだ。現代人も、南極観測隊のような外部の刺激から孤絶した環境で暮らしていると、一日十時間くらい眠るようになるという。

十九世紀までは、九時間眠るのが普通だった。ところが、われわれ現代人の睡眠時間は、七時間がせいぜいである。二割以上も減ったことになる。この二十年だけで、一時間以上も睡眠が短くなったとする調査結果もある。三分の一の人が六時間未満しか眠っておらず、三分の二の人で、睡眠不足が仕事の能率にも影響しているとされる。

現代人は、睡眠負債を絶えず抱えながら生活しているうえに、高度の緊張と集中を必要とする業務を求められるという過酷な状況に置かれている。

いかに効率よく睡眠をとるかということが、健康面でも、安全面でも、業績面でも、いっそう重要になっているのである。

途中で目覚めることは、症状か恩恵か

先に述べたように、不眠は、十八世紀には病気の症状として捉えられ始め、十九世紀には睡眠薬が治療に供せられ始める。二十世紀には睡眠薬と覚醒剤（中枢刺激剤）が広く用いられるようになり、その乱用も広がった。人々は睡眠不足の状況に置かれる一方で、完璧な眠りを求めようとした。それを容易にコントロールできると思われた手段が睡眠薬であり、覚醒剤だった。

しかし、それは人々が抱える睡眠の問題の根本的な解決にはほとんど寄与することなく、むしろ人々の自然に眠るという能力を弱体化させたと言えるかもしれない。不眠を「病気」としてしか捉えないことは、眠れないことを過度に害悪視する囚われを生み、不眠症

患者をつくり出してきた面もある。

たとえば、途中覚醒の問題で考えてみよう。精神医学的には、途中で目が覚めて、なかなか再入眠できない場合、「途中覚醒」と呼び、睡眠障害の「症状」として捉える。途中覚醒を「症状」として捉えることは、医学的には「常識」となっている。

それに対して、アメリカ精神衛生研究所のトーマス・ヴェーアは興味深い実験を行った。ボランティアを募り、彼らに先史時代の人類と同じように、日の出とともに起きて、日没とともに眠るという生活をしてもらったのだ。

その結果、実験に参加した人の睡眠・覚醒パターンに、面白い変化がみられたのである。彼らは、暗くなって横になると二時間ほど休息する。そのうちに深い眠りに入り、四時間ほど眠る。そして、夜中に目を覚まし、二時間ほど横になったまま起きている。それから再び、四時間ほどぐっすり眠る。

つまり、十時間の睡眠時間のうち、実質的に眠っていた八時間を二回に分けてとっていたのである。そして、真夜中に二時間ほど、目が覚める時間があった。

しかも、注目すべきは、この途中覚醒の二時間の意味合いである。目覚めて過ごす深夜の時間は、決して不安やあせりといったネガティブな感情と結びついたものではなく、むしろ心地よく、生き生きと感じられ、さまざまなことを空想したり、瞑想したりする、ても豊かな時間として体験されたのである。

　この実験結果から、ヴェーアは、本来人類は、長い夜を朝まで一気に眠るというよりも、途中で目覚める時間帯があり、それは、昼間の覚醒した時間とも、睡眠の時間とも異なる「第三の時間」として存在していたのではないかと考察する。

　現代人は、眠りをただ休息のためのものという合理的な目的に限定したことにより、途中覚醒を、目的から外れた「症状」とみなし、その豊かな時間を味わうよりも、眠れないことにただあせりと苛立ちを覚えるという悪循環に陥っているとも言えるのである。

　確かに、一日の半分が夜であるということを考えると、夜の時間をずっと眠っているには、長すぎる。

　それで思い出すのは、子どもの頃、祖父の家に泊まりに行ったときのことだ。祖父の家は、立派な茅葺《かやぶ》きの田舎家で、そこには、まだ古《いにしえ》からの時間が流れ続けているような空気があったが、いったん眠った大人たちが、必ず夜中に目を覚まして、寝物語をしていたのである。私は、子ども心に、その話し声に安らぎと心地よさを感じたものである。そこには、確かに別の時間が流れていた。薄暗い闇の中に響く、祖父の昔語りの言葉。それは、現代ではもう失われてしまった、夢と現実の狭間を漂うような営みだったのかもしれない。昔の人たちは、そうした時間をもつことで、今では失われた何かを共有し、はるかに貧しい暮らしではあっても、心のバランスと豊かさを保つことができたのだろう。

第三章　人はなぜ眠るのか

睡眠のメカニズム

高度な脳をもつがゆえに

睡眠は、高度な中枢神経系をもつ生き物に特異的に発達した現象である。

人間と同じような意味での睡眠、つまり睡眠脳波が認められるのは、恒温動物の哺乳類や鳥類であるが、変温動物の爬虫類や魚類にも睡眠に似た状態がみられる。昆虫には睡眠は認められないが、じっとして動かない状態が認められる。夢を見る眠りであるレム睡眠を示すのは、主に哺乳類の特性だが、鳥類や爬虫類の一部でもレム睡眠が認められるものがある。

いずれにしろ、大きな脳、ことに発達した大脳皮質をもつものだけが、本格的な眠りを必要とするのである。

睡眠は、冬眠や昏睡《こんすい》といった現象と意識レベルや活動性が低下するという点では似ているが、周囲からの刺激や警戒信号によって、容易に目覚めることができることや、二十四時間周期で規則的に訪れるという点で異なっている。そのどちらの特徴も、睡眠が非常に高度で複雑な現象であることを示している。

大きな脳をもつ生き物でも、一見睡眠が必要ないようにみえるものもいる。その代表は、ある種類のイルカで、大脳半球の片方ずつが交代で睡眠をとる半球睡眠により、眠りながら泳ぎ続けることができる。しかし、睡眠によって脳を休ませねばならないという点では、例外ではない。

脳は、エネルギーを多く消費するだけでなく、活発な神経細胞間の伝達のために、神経伝達物質を消費する。不眠不休で働き続けることは、神経伝達物質の枯渇や神経細胞の損傷・死滅を引き起こす。

よい睡眠がとれないと、イライラしやすくなったり、疲れを感じたり、気分が憂うつになったり、集中力が低下したりする。普段なら、何とも思わないような些細なことで腹を立て、怒鳴ってしまったりする。それは、神経伝達物質を十分に蓄え直したり、神経細胞が万全の状態に回復したりしていないためだ。それを避けるために、脳が定期的に活動を休止して、神経伝達物質を蓄え直し、ダメージを修復する必要がある。これが睡眠の第一の目的である。

睡眠時間を左右する生物学的条件とは

睡眠のもう一つの目的は、エネルギーを節約することである。このことは、貧しい環境で暮らすときには、生存を左右する。冬場の餌の減った時期に動き回ることは、体力を余計に消耗し、餓死する危険を増すだけである。寒いと体を温かく保つために余分のエネルギーを必要とするので、なおさらである。

寒い地域で暮らす動物ほど、長く眠る傾向があり、温暖な地域で暮らす動物では、短い睡眠で足りる。人間にも、そうした名残があり、夏場は睡眠が短くなり、冬場は睡眠が長くなる人が少なくない。

しかし、中には例外もいる。熱帯の生き物でも、南米の密林に暮らすナマケモノは、一日二十時間も樹にぶら下がって眠ることで知られている。行動はゆっくりで、体温も低い。省エネで暮らすことを徹底的に追求した生き物だと言えるだろう。体長数十センチという小柄な動物であるが、三十年以上生きる。細く長くという生き方の見本のような存在である。

エネルギーの観点からみた場合、必要睡眠時間を左右するもう一つの要素は、体の大きさである。体が小さいほど、体重に比して体表面積が大きく、熱が逃げていきやすいので、体重比でみた必要カロリーが高くなる。赤ん坊の平熱が高く、絶えず哺乳しなければならない理由の一つでもある。小さい動物ほど、エネルギー効率が悪いので、絶えず食べ続けるか、たくさん眠る必要がある。

馬や牛は一日三時間しか眠らなくていいが、ネズミが十三時間、猫が十五時間も眠るのは、猫の脳が馬よりも発達しているからではなく、体の大きさの違いによるところが大きい。

睡眠時間を左右する、三つ目の重要な要素は、草食か肉食かである。草食動物はカロリーの摂取効率が悪いため、一日中食べ続けなければならず、また、絶えず肉食動物を警戒しなければならないため、肉食動物に比べて睡眠時間が短い。象が二、三時間しか眠らないのは、体の大きさとともに、草食であることにもよる。一方、ライオンが十五時間以上も寝ていられるのは、肉食であることと、天敵に襲われる心配がないためである。

われわれ人類にもっとも近い種であるチンパンジーは、人類よりもやや小柄な体と、人類の三分の一の大きさの脳をもつが、十時間以上の睡眠をとる。人類のほうが、多少体が大きいことを差し引いても、三倍もある脳を維持していくためには、十時間以上眠るのが、本来の姿なのかもしれない。

チンパンジーと比べると、現代人は脳の大きさからして、短すぎる睡眠時間で暮らしているということになるだろう。当然、いろいろとトラブルも起こりやすい。現代人にうつなどの精神疾患が急増している背景には、高度な頭脳を維持していくための睡眠時間が短すぎるということが一因としてあるだろう。

そして、種々ある精神疾患の中で、もっともありふれたものが不眠症ということになる。不眠症に悩むのは、人間様だけである。それは、発達しすぎた馬鹿でかい脳をもつがゆえの悩みだと言える。

眠気の強さは何で決まるか

眠ろうとしても、眠気がなかなかやってきてくれないと、うまく眠れない。逆に起きていたいのに、眠気が来て困ることもある。よい睡眠をとるためには、この気まぐれな眠気と上手に付き合っていく必要がある。睡眠を考えるうえで、睡眠時間とともに、睡眠のタイミングも重要だということが、近年わかってきた。

眠気の強さは、主に二つの原理によって決定される。一つは、体内時計のタイミングであり、眠気が強まる周期というものがある。もう一つは、睡眠負債がどれくらいあるかである。睡眠負債は、最後に目覚めてからどれくらいの時間が経過したかということと、最近、どれくらい寝不足が続いていたかによって決まる。この二つの原理を、よく頭に入れておく必要がある。

朝早くから起きて活動し続けていれば、眠気も早く襲ってくる。ところが、とても眠かった時間帯に寝そびれてしまうと、あれほど強かった眠気が消えてしまって、今度は眠れない。そういう経験を誰もがしているだろうが、それには体内時計のタイミングが関与している。

体内時計は、眠気と覚醒のリズムを強力に支配しているので、この周期に逆らおうとしても、なかなかうまくいかない。この周期のことを、よく理解して付き合う必要がある。体内時計の周期を理解するうえで重要なことは、体内時計には長い針、短い針、中くらいの針の三本の針があるということだ。

体内時計は、三つの周期で動いている。その三つの周期を知って、その波をうまく利用することがポイントである。

二つ目の、眠気は最後に目覚めてからの時間によって決まるという原理を念頭に置いておくことも、よい眠りをとるためには重要である。たとえば、夕方頃眠ってしまったり、夕食後眠ってしまうというのは、夜の寝つきを悪くし、眠りを浅くしてしまう。

眠りたいだけ眠ると、なぜ夜型になるのか

体内時計の三つの周期のうち、もっともよく知られているのが、二十四時間より少し長い周期で一回りするサーカディアン・リズム（概日リズム）である。

これは、一日の眠りの周期に関係している。夜の時間帯になると眠気が強まり、昼間の時間帯になると覚醒するというリズムである。つまり夜型とか昼型といった問題は、このサーカディアン・リズムのずれによって起きる。

サーカディアン・リズムは二十四時間より少し長いため、強制力を働かせずに、眠りたいだけ眠るという生活をしていると、だんだんずれが起きてくる。起きるのが遅くなり、さらに眠るのが遅くなり、を繰り返しているうちに、夕方にならないと起きられないということにもなる。

二番目のリズムは、約半日周期で眠気のピークがくるサーカセメディアン・リズムである。夜半過ぎと、昼過ぎに眠気が強まるのは、この半日周期の波による。睡眠学の権威ウィリアム・デメントによると、昼過ぎの眠気は、一般に信じられているように食事をして満腹になるためではなく、体内時計のリズムのためだという。居眠り運転は、この二つの時間帯に起きやすい。

朝七時に起きた場合、朝九時頃と、夜九時頃に、覚醒度がもっとも上がる時間帯が来る。昼間眠気があったのに、夜のゴールデンアワーの頃になると、目が冴えてくるということが起きるが、第二の覚醒のピークがやってくるためである。

夜型の人では、この覚醒のピークが後ろにずれているので、夜半までに眠ろうとしてもなかなか眠れず、ムダな努力をしてしまう。もっとも目が冴える時間に、体内時計のリズムに逆らって眠ろうとするようなものだからである。

さらにもう一つ、もっと短い周期で眠気が変動するリズムがある。約一時間半という短い周期の波で、ウルトラディアン・リズム（超日リズム）と呼ばれる。同じ夜のうちでも、眠気が強まったり、弱まったりするのは、ウルトラディアン・リズムによるし、眠りが深くなったり、浅くなったりするのも、このリズムがつくり出す波である。

一時間半という短い周期で変化するということは、今眠くてたまらなくても、四十分か五十分すると、眠気が薄らいでしまうということだ。逆に、今目が爛々《らんらん》と輝いていても、四、五十分すると、眠気が強まるタイミングが来るということでもある。

子どもでは、こうした波の影響が顕著にみられる。眠くなる時間より、少し早いだけで、元気いっぱいに騒いでいる。とても眠りそうにないなと思っていると、急に眠気が襲ってきて、パタンと眠り込んでしまう。この波を捉え損なうと大変なことになる。タイミングが少し早いだけで、全然寝てくれないし、少しタイミングが遅れると、急に眠気がやってきて、食事もせずに眠ってしまう。

このことは、基本的には大人にも当てはまる。眠気が強まる局面で、床に就くようにすれば、よりスムーズに入眠できるが、それを外すと、次の周期まで眠気は来ない。この原理をしっかり頭に入れて対処することが、大いに役立つのである。実践的な方法については、後の章で述べることにしよう。

眠くなるはずなのに眠気が薄れる魔の時間帯

睡眠や眠気の問題を考える場合に重要なのは、いったん強まりかけていた眠気が、薄れてしまう時間帯が存在することだ。それは、いわゆる宵《よい》と呼ばれる時間帯に起きやすい。眠気の強さの原理の二番目を思い出してほしい。起きている時間が長いほど、眠気は強まりやすい。眠気は睡眠負債に比例するのだ。朝早くから起きて、一日動き回っていれば、仕事が終わった頃には疲れが出て、眠気を感じやすくなる。人によっては、夕方帰宅した後や夕食の後で、眠ってしまう人もいる。

ところが、前項でも説明したように、この眠気が強まる時間帯を乗り越えると、今度は眠気が薄らぐ時間帯がやってくる。午後九時前後に、目が冴える時間帯が来ることになる。これは、子どもにはあまりみられず、若者から壮年にかけて、この傾向がはっきりみられる。もっと年が上がると、この第二の覚醒のピークが弱まっていく。そのため、夕方六時頃から眠ってしまうお年寄りも少なくない。

なぜ、若者や壮年のときだけ、宵になると目が冴えるのか。電灯が発明されるまでは、日が暮れれば、寝る以外にすることがなかったはずなのに、長い進化の過程で、どうして、そうした仕組みが備わったのだろうか。

その答えは言うまでもなく、性的活動のためだと考えられる。この時間帯に性交渉を行い、後はぐっすり眠るという具合に、神は体内時計をセットされたというわけである。

午後は半ばぼんやり仕事をしていた人も、日が暮れると、別人のように蘇る。そこには、サーカセメディアン・リズムの二番目のピークが関係している。

体内時計が少し遅れている人では、夜十一時、十二時になって、絶好調ということも起きる。スムーズで効率のよい睡眠をとろうとする場合、この覚醒のピークのときに寝ようとするのは、避けたほうがよい。そのピークを過ぎれば、段々覚醒度が落ちてくるフェーズに入るので、そこまで待つべきなのである。

現代の若者では、ことに、このピークが後ろにずれがちである。それには光と刺激に溢れた環境も影響しているが、現代の若者に限ったことではない面もある。思春期後期には、松果体《しょうかたい》から分泌されるメラトニン（眠気を催すホルモン）のピークが、後ろにずれるという現象が起きるのだ。それは、やはり性的な活動と関連して進化してきた仕組みだろう。

十代半ば頃から夜遊びが好きになることに関しては、生理的にやむを得ない部分もあると言える。問題は、朝から学校で勉強をしなければならないという社会的制約と、中高生の頃には体内時計が狂いやすいという生理的体質が、ことさら齟齬《そご》をきたしやすいということだ。それは明るすぎる夜と、二十四時間いつでもアクセス可能な通信環境によって、さらに加速される。

体内時計は、眠気だけでなく気分や意欲も左右する

夜、勉強や仕事をしようという場合も、このリズムを頭に入れておいて、うまく手なずけることが重要である。

眠気が来やすい時間帯に、いくらもがいても、舟をこぐばかりで、大して能率は上がら

ない。この時間帯は、軽く仮眠をとって（不眠症の人は、休憩だけに留めたい）目が冴える時間帯が来るのを待ち、そこから集中したほうが効率的である。九時頃に来る覚醒のピークの手前でとりかかり、二、三時間集中して一仕事終え、深夜に来る眠気のピークを利用して眠りにつくというスケジュールが、理想的な夜の時間の使い方だろう。

体内時計は、意欲や集中力にも影響を与える。もっと正確には、それらも眠気と同様、体内時計と睡眠負債によっておおむね決まる。眠気が強くて仕事の能率が悪いと感じたときは、体内時計の覚醒度が上向くタイミングまで待つか、睡眠負債を少しだけ支払って、眠気を減らすか、二とおりの対処が有効だ。前者であれば、その間、散歩や軽い運動をしたり、さして集中力を要さない雑用をするのもよいだろう。体内時計には、もっとも短い周期のウルトラディアン・リズムがあるのを思い出してほしい。ウルトラディアン・リズムの周期は、わずか一時間半程度だ。つまり、今眠気のピークにあったとしても、四十分もすれば、眠気があまりない時間帯が来ることが期待できる。二十分ばかり、目を閉じて軽くうたた寝をすれば、睡眠負債が小さくなる効果と、眠気がピークを過ぎて、覚醒度が上がり始める効果が相乗されて、頭がスッキリするはずだ。

しかし、ここで長く仮眠をとりすぎてしまうと、睡眠負債が減りすぎて、肝心の夜の睡眠が妨げられるので、短い仮眠に留めておくのがポイントだ。

一時間以上眠ってしまうと、ウルトラディアン・リズムは再び眠気が増す時間帯に入ってしまい、起きるのが面倒になってしまう。そのまま眠り続けると、睡眠負債を大幅に解消できる二、三時間の眠りを貪ってしまうことになる。そうなると、夜はなかなか眠れないことになる。

体内時計が狂いがちな現代人

現代人の睡眠障害の中で頻度が高く、若い人にことに多いのは、体内時計の狂いによる概日リズム睡眠障害だが、この障害は、十九世紀まではほとんど存在しなかったと考えられている。

概日リズム睡眠障害を生み出すことになった原因は、先の章でも述べたように、二十世紀になってエジソンが白熱電球を発明し、大量生産を始めたことである。それは文明国に急激に普及し、夜を昼間に変えていった。さらに、それに拍車をかけたのは、ブラウン管の発明に始まるテレビやパソコンの普及である。人々は、明るい画面を夜中まで見続けることとなった。

元来、人間の概日リズムは、地球の自転周期と同じ二十四時間であったと考えられている。ところが、一九六〇年代にドイツのマックス・プランク研究所が、地下に特殊な部屋をつくり、時計は無論、今が何時なのかを知る手掛かりがまったくない人工的な居住環境に人が置かれたとき、どういうリズムで生活するかを観察したところ、被験者は地上にいるときと、ほとんど同じリズムで生活したが、リズムの周期が二十四時間ではなく、二十五時間近いということがわかった。一時間長かったのである。この一時間のずれのために、一カ月間の実験を終えて被験者が地上に戻ってきたとき、地上のほうが日付が一日早く進んでいた。一日だけとはいえ、浦島太郎現象が起きたのである。

この実験結果から、人間の体内時計のリズムはもともと二十四時間より長く、そのため太陽の日周運動よりも遅れを生じ、夜型になりやすいのだと考えられるようになった。

ところが、この実験にはミスがあったのである。実験に使われた地下の住環境は、被験者が夜眠るとき、フロアランプがついたままだったのだ。このわずかの明かりが、体内時計に微妙な影響を与えていたのである。

そのことに気づいたスタンフォード大学のチャック・ツァイスラーらが、寝ている間は一切の光をなくして実験をやり直してみると、体内時計のリズムは二十四時間十分と測定され、二十四時間にぐっと近づいたのである。

フロアランプのわずかな光さえも、体内時計にこれほど影響するという発見は、現代人の暮らす夜も明るい環境が、睡眠のリズムを維持するうえで、いかに最悪のものであるかを改めて思い知らせたのである。

夜でも人工光を絶えず浴びている現代人は、常に睡眠相が遅延する危険にさらされていると言える。それは寝つきを悪くし、起床をつらくする。せめて体内時計の覚醒度がピークを過ぎる夜九時以降は、できるだけテレビやパソコンの画面などの強い光に触れないようにし、少し明るさを落とした部屋で過ごすようにすることは、眠りの環境を守ることになる。

また、眠っている間は、できるだけ人工灯をつけないほうがよい。

体内時計は光によって調節されている

このように、わずかの光でも影響を及ぼすほど、体内時計はデリケートである。

その一方で、真っ暗な地下の鍾乳洞で一カ月ばかり生活しても、体内時計の狂いはわずかである。非常に安定した強固なシステムでもある。

何しろ体内時計は、生命の起源に限りなくさかのぼるほど長い歴史をもつものである。体内時計は、植物にも備わっている。朝顔が朝に花開くのも、備わった体内時計によるものであり、決して朝の光を感知して開花するわけではないことが知られている。朝顔の場合は、日の出ではなく、日没を基準にして、そこから一定時間がたつと開花する仕組みになっている。そのため、日が短くなると、夜中に開花してしまう。

人間でも、日照時間の変化につられて、体内時計が混乱するという場合がある。その一例は、冬場になると朝が起きにくくなるというケースである。しかし、多くの人では、日照時間が変化しても、一年を通じて、ほぼ一定した睡眠時間を維持することができる。

この柔軟かつ恒常性をもつ体内時計というシステムは、光だけでなく温度などの他の条件によっても調節される。人間の場合には、今何時であるという認知も少なからず影響を与える。

しかし、何と言っても、体内時計の調節において大きな役割を果たしているのが、光である。

植物と同じように、人間もまた、光を感じ、それによって生活のリズムを刻んでいるのである。よい睡眠を守るためには、光と上手に付き合っていくことも大事なのだ。寝つきが悪い人も、早く目が覚めすぎてしまう人も、光との付き合い方を工夫することによって、体内時計を調節し、症状を改善することができる。

具体的な方法については後の章で述べるが、ここでは、光が体内時計に影響を及ぼすことで睡眠のリズムを左右しているということを、頭に留めておいてほしい。

体内時計は体中にある

体内時計の中枢は、両眼の奥に伸びた二本の視神経の束が交差する上に位置する視交《しこう》叉上核《さじょうかく》に存在する。昔から東洋では、眉と眉の間に第三の眼があるとされ、仏像の白毫《びゃくごう》やインド人のテッカにそうした思想が反映されているが、この視交叉上核から明るさの情報が送られる松果体が第三の眼だとも言われる。古から人々は、光を感知する体内時計の存在を、それとなく感じていたのかもしれない。

だが、近年では、体内時計は視交叉上核にだけ存在するのではなく、体のあらゆる部位に遍《あまね》く存在していると考えられるようになっている。光を目に当てずに皮膚に照射しただけでも、体内時計が影響を受けるのである。そのメカニズムは謎だったが、最近、皮膚にも体内時計の仕組みをもつ細胞があることが発見された。肝臓や腎臓にも、独自の体内時計があることもわかってきている。体内時計は体中にあるようなのだが、それを全体として、指揮しているのが視交叉上核だと言える。

言ってみれば、日本標準時を決めている明石にある天文科学館の時計が、視交叉上核であるが、それ以外にもみんなが各自時計をもっているように、他の臓器や細胞にも体内時計の仕組みが備わっていて、それぞれの時間に合わせて行動していると言えるだろう。

朝型と夜型は生得的なものか

朝型、夜型の生活リズムは、生活習慣によって左右される面も大きいが、生得的に朝型になりやすい人と、夜型になりやすい人がいることがわかってきた。それぞれのタイプの人では、幼い頃から朝型や夜型の特徴がはっきりみられるという。

朝型の子どもは、平均的な子どもより二時間ほど早く起き、朝から活発に活動し、日が暮れる頃には疲れて、さっさと眠るという生活パターンを示す。

それに対して、夜型の子どもは、平均的な子どもより二時間遅く起き、午前中はぐずぐずして、あまり活動せず、日が暮れてから活発に動き出す。夜はなかなか眠らない。

しかし、全体の三分の二は、どちらにも属さない中間型である。

自分がどのタイプであるかを考えて、生活の仕方を選ぶことも、睡眠障害を防ぎ、快適に暮らすうえで重要だ。朝型の人が夜勤のある仕事をしたり、夜型の人が朝早く起きて仕事をしようとしても、なかなか長続きしないし、体調を崩すもとである。

一番よい眠りがとれる時間帯というのは、その人その人で違っているので、自分にもっとも合った時間帯に眠ることも、よい睡眠をとるうえでの鍵となる。誰もが同じように眠らなければならないということは、まったくない。その人に合った眠り方、生活パターンをもつことが大事なのである。

ノンレム睡眠とレム睡眠

睡眠は、深い眠りと浅い眠りが谷と山のように繰り返される波であり、一晩の間に数回、こうした波が繰り返される。眠りの深さによって、異なるタイプの睡眠が入れ替わり出現する。

睡眠には、大きく分けて二種類ある。一つはNon-REM《ノンレム》睡眠で、深い眠りの状態である。このとき、大脳皮質の活動が低下している。ノンレム睡眠は夢も見ない眠りである。それに対して、もう一つのREM《レム》睡眠は、もっとも浅い眠りであり、このとき夢を見ている。

眼球が左右に素早く動くことから、急速眼球運動 (rapid eye movement) の頭文字をとってREM《レム》と呼ばれる。

この二種類の睡眠は、交互に現れながら、一晩の睡眠を構成する。睡眠不足がある場合には、ノンレム睡眠への欲求が高まる。ノンレム睡眠は、脳の神経細胞システムの回復にとって、より必須の役割を果たしていると考えられている。まずノンレム睡眠をとった後で、レム睡眠が現れる。

ノンレム睡眠－レム睡眠という、睡眠が深くなり浅くなる一回の周期が、およそ一時間半〜二時間とされ、それが一晩に何度か繰り返される。眠りの深さは次第に浅くなり、レム睡眠の割合は睡眠の後半ほど増える。

眠りが浅くなったときに、瞬間的に覚醒状態になるということは、誰にでも起きている。ただ、多くの人では、すぐに再入眠してしまうので、そのことを覚えていないだけだ。何度も目が覚めてしまうという人では、再入眠に少し時間がかかり、完全に覚醒してしまう。

面白いことに、新生児期から二歳までの幼児では、レム睡眠の割合が多い。幼い頃には、夢を見る眠りをたくさんとっていることになる。幼い子どもは、長い睡眠が必要であるが、それは、大人よりもたくさんのレム睡眠を必要とするためと考えられる。レム睡眠は、脳の発達や学習と深く関係しているのである。

ノンレム睡眠には四つの段階がある

大人の睡眠の四分の三はノンレム睡眠である。ノンレム睡眠も、睡眠の深さによって四段階に分けられる。浅いほうからステージ1、ステージ2、ステージ3、ステージ4と呼ばれる。このうち、ステージ3、ステージ4のときは、脳波もゆっくりとした波形になり、徐波睡眠と呼ばれる。このとき、大脳皮質の活動は顕著に低下し、筋肉は力の抜けた状態になる。そのため、首が頭を支えることができなくなる。居眠りをしていて、頭がガクッと落ちるのは、徐波睡眠に入るためである。

徐波睡眠に最初に達するまで、寝ついてから約二十分かかる。徐波睡眠は、通常、眠り始めてから最初の三時間以内の睡眠にだけみられる。つまり七時間眠っても、後半の四時間の睡眠では、徐波睡眠は現れず、もっと浅い眠りとなる。

ステージ4のもっとも深い睡眠は、一回目の谷では、四十分ほど持続するが、二回目の谷では、持続時間は二十分ほどと短くなる。一日に人がとれるステージ4の眠りは、一時間ほどにすぎない。

このとき、生体の活動は低下しており、体温も下がる。そのため、ウイルス感染などに対する抵抗力も落ちている。

いったん、徐波睡眠の深さまで眠りが達すると、脳も体もすぐには通常の状態に戻らない。しばらく気だるさやぼんやりした感じが残ることになる。つまり、徐波睡眠の状態のときに起こされるというのが、目覚め方としてはサイアクということになる。昼寝をする場合も、徐波睡眠に入ってしまうと目が覚めにくくなり、長く眠りすぎたり、どうにか起きても眠気が残り、かえって疲労感やだるさを感じてしまう。

徐波睡眠からいったん覚醒すると、今度は逆に、眠気が来にくくなるということも起きる。変な時間帯に徐波睡眠をとってしまうと、その後、半日くらいは、本格的な眠気が来ないということになりかねない。眠気の強さの二番目の原理として、眠気の強さは、「最後に目覚めてからの時間によって決まる」と述べたが、最後にとった眠りが、徐波睡眠を含む眠りだったのか、もっと浅い眠りだったのかによって話がまったく違ってくる。徐波睡眠を含まない眠りならば、影響は少ない。したがって、眠気の強さは、「最後に徐波睡眠から覚めてからの時間によって決まる」と言い換えることもできるだろう。

いずれにしても、深夜の時間帯に徐波睡眠をとることが、よい眠りと生活のリズムを維持するうえでポイントとなる。

夢中遊行《むちゆうゆうこう》といって、眠りながら歩き回ったりするのは、このノンレム睡眠のときに起きる。本人はもちろんまったく覚えていない。ノンレム睡眠のときにも、夢を見ることがあるが、ストーリーのある込み入った夢ではなく、断片的なものである。

ノンレム睡眠を奪われ続けると末期ガン患者のようになる

睡眠のうち、特に重要だと考えられているのは、ノンレム睡眠のほうである。レム睡眠が減ることも、気分や眠気などにある程度は影響するが、ノンレム睡眠を奪われると、たちまち認知機能に支障を来し、強い眠気に襲われることになる。レム睡眠を奪われても、生存に直接影響することはあまりないが、ノンレム睡眠を奪われると、大抵の生き物は二週間ほどで死んでしまう。シカゴ大学で行われた少々残酷な実験によると、眠りを奪われたハツカネズミは、もっとも早いものでは十三日後に、もっとも耐えたものでも二十一日後に死亡したという。人間の不眠の最長記録は十一日間あまりである。

ノンレム睡眠、特に徐波睡眠は、生存維持や成長において、非常に重要な役割を果たしている。先に述べた脳由来神経栄養因子などの分泌が起き、損傷した神経系の修復がなされるのは、徐波睡眠のときなのである。うつ病の中でも症状の重い大《だい》うつ病では、徐波睡眠が減少する。それによって、脳の機能低下だけでなく、萎縮が起きる。

神経系よりも、生命維持にさらに密接にかかわっているのが免疫系である。先ほどの実験で、眠らせないことによって死亡したハツカネズミを調べると、通常は害のない常在細菌が、血液中に増殖していることがわかった。免疫力が低下することによって起きる日和《ひより》見《み》感染症から敗血症を起こしていたのだ。

風邪を引いたりインフルエンザにかかったりすると、普段は不眠で悩む人も、よく眠れる。何時間でも眠れる。これは風邪薬のせいばかりではなく、感染すると、体が睡眠を多くとる仕組みが備わっているからだ。体がウイルスなどに感染したり、ガン化した細胞が現れると、インターロイキンやプロスタグランジンD²、TNF（腫瘍壊死因子）といったサイトカインが血液中に放出されるが、これらのサイトカインは、免疫反応を促すとともに、ノンレム睡眠を増やす。そうすることで体を休ませ、ウイルスや腫瘍との闘いを有利に運ぼうとする。また、ウイルスやガン細胞を攻撃するナチュラル・キラー細胞は、睡眠不足によって、非常に影響を受けやすいことが知られている。

睡眠を奪われ続けた実験動物は、最後には末期ガンの患者のように、免疫不全状態を呈し、血液中やリンパ節に細菌が巣食うようになって、死んでいく。ノンレム睡眠、ことに徐波睡眠は、免疫力を維持するうえで非常に重要なのである。睡眠不足は、免疫力を低下させることで、感染症だけでなく、ガンなどにもかかりやすくする。

眠れなくても、目を閉じて休息することが大事

このように書くと、不眠症の人はますます、眠れないと大変だと思ってしまうかもしれない。しかし、これは、人工的に苦痛を与えるなどして、無理やり眠らせないようにした場合の話である。実際には、睡眠が本当に不足してくると、体や脳は、空気や水を求めるのと同じくらい、切実にそれを求めようとする。その結果、どんなに眠るまいとしても、そのレベルになると、眠ってしまうようになる。多くの不眠症の人が眠れないのは、そこまで切実なレベルには、まだ至っていないからなのだ。

眠れないこと自体よりも、眠れないからといってあせったり、イライラしたりすることのほうがよくない。ストレス・ホルモンの分泌を高め、悪影響を強めてしまうのだ。眠れない場合も、横になって目を閉じ、何も考えないようにして、ぼんやり休息をとることで、脳はかなり休むことができるし、身体的な機能は大幅に回復する。

実際、「健康的不眠症」と呼ばれる人たちがいるが、彼らはほとんど睡眠をとらないでも、長年にわたって健康を維持している。

四十年間眠らない男

キューバに住むトマス・イスキエルドという男性は、十三歳のときに、眠ることができなくなったまま、四十年間、まったく眠っていないというのだ。現在五十三歳の彼は、目を光線から保護するために濃いサングラスをしている以外、おおむね健康で、むしろ年齢よりも若々しく、二人目の妻との間に息子ができたばかりだという。

これまで、四十人もの医師が、彼の治療にかかわってきたが、どの治療法も、彼を眠らせることはできなかった。十六年間彼の治療に携わってきたキューバでもっとも権威のある精神科医によると、薬物療法をはじめ、さまざまな方法を試みたが、彼を眠らせることはできなかったという。二週間近い入院の間にとられた二十四時間の脳波検査でも、記録された脳波は、完全な覚醒パターンを示していた。

その医師によると、イスキエルドの不眠症は、脳炎にかかった後遺症で始まったとされるが、イスキエルド自身は、死の恐怖が強まり、眠るのが怖くなったことがきっかけだったと述べている。

眠れない夜をどうして過ごすかといえば、イスキエルドは、明け方の三時か四時から、数時間横になって休憩をするだけである。

重度の不眠にもかかわらず、元気に暮らしているという「健康的不眠症」のケースが、ときどき報告されている。一日一、二時間の睡眠、それも浅い眠りしかとれないというケースが多いが、中には、このケースのように、ほとんど眠らないというものもある。

四十年間眠らなくても、再婚して、元気に子どもまでつくっている人がいるというのは、不眠に悩む者にとっては勇気づけられる話ではないか。一晩や二晩、よく眠れないからといってあせらないことともに、そこで起きて活動を続けるのではなく、目を閉じ横になり、休息をとることが大事なのである。

ノンレム睡眠は記憶力を強化する

ノンレム睡眠は、長期記憶の形成や学習にもかかわっている。ノンレム睡眠の最中には、ノルアドレナリンの分泌が盛んになり、それによって長期記憶が高まり、学習が促進される。睡眠中に、ノルアドレナリンの分泌を抑えるクロニジンを投与すると、学習効果が低下し、逆にノルアドレナリンの分泌を促進するリボキセチンを投与すると、学習効果が高まるという。

インターロイキン－6を投与すると、一部の記憶力が高まる効果がみられる。これも、ノンレム睡眠（徐波睡眠）が増加することによると考えられている。

その意味で、あまり睡眠を削りすぎることは、学習の効率をかえって悪化させてしまう。前項で触れた健康的不眠症のケースでは、おおむね健康で問題なく暮らしていることが多いが、記憶力の低下がみられることがある。これは睡眠が、記憶や学習の定着に関係しているためだろう。

レム睡眠は必要なのか

人はなぜ夢を見るのかという疑問は、長年の謎の一つであった。レム睡眠が発見され、レム睡眠の間に夢を見ているということがわかってから、レム睡眠は何のために存在するのか、そもそも必要なのか、という新たな疑問が出てきた。レム睡眠の発見者であるスタンフォード大学のウィリアム・デメントは、この謎に取り組んできた。当時、フロイトの精神分析は、アメリカで非常に有力な理論であり、デメントも、夢を見ることにより無意識の葛藤が表現され、心の傷が癒されるのを助けているというフロイトの理論を信じていた。レム睡眠の研究を始めたとき、フロイトの仮説を科学的に立証することになるだろうと、デメントは期待していた。

そのために行われたのがレム睡眠遮断実験という、かなり過酷な「人体実験」である。哀れな被験者たち（その多くは貧乏な学生や仕事のない俳優だったが）は、頭や体に数多の電極を取りつけられ、睡眠ポリグラフを記録しながら眠るように言われる。気持ちよく眠り始めて、レム睡眠が現れると、即座に起こされるのである。

通常は、レム睡眠は眠り始めてから一時間半ほどして現れる。入眠からレム睡眠開始までの時間をレム潜時という。ところが、レム睡眠遮断を行うと、レム潜時がどんどん短くなり、そのうち、眠るとすぐにレム睡眠が現れる人まで出てきた。そうした場合にも無理やり起こすのだが、ときには被験者は怒り始め、実験を止めて眠ってしまうこともあった。

また、ある放送局が、慈善募金のために二百時間不眠で、公開ディスクジョッキーを行うという無謀な試みを行ったことがある。過酷な二百時間を終えて、眠り始めたディスクジョッキーの脳波を記録すると、三十分でレム睡眠が出現し、しかも非常に長く持続したのである。

これらの事実は、レム睡眠が人間の脳に必要なものであることを示しているように思える。ところが、話は一筋縄ではいかなかった。レム睡眠を強く求める人がいる一方で、レム睡眠を遮断されても、ほとんど生活に別条のない人もいたのである。この違いは、ショート・スリーパーとロング・スリーパーの違いをある程度説明するのかもしれない。レム睡眠をノンレム睡眠と同様に必要とする人たちがいる一方で、ノンレム睡眠さえとれていれば、ほとんど問題を感じない人もいるようなのだ。

現在のところ、ノンレム睡眠が健康維持に不可欠であることが証明されている一方、レム睡眠がなぜ必要なのかは、完全にはわかっていない。ノンレム睡眠を遮断すると、例外なく異常が現れるが、レム睡眠をとらせないような実験を行っても、影響は一定しておらず、精神障害を来すという証拠も認められなかった。認知機能や情緒的な安定にも、ノンレム睡眠に比べると、平均的に言って影響は小さかったのである。

レム睡眠と夢の謎

新生児期には、睡眠の約半分をレム睡眠が占めるが、二歳頃までに、その割合は四分の一程度まで低下する。新生児は夢を見ているのだろうか。この時期のレム睡眠は、脳の発達と関係があると考えられている。

幼児期は、夢見心地の状態にあるとも言われ、夢見心地の状態が、心の発達にとって非常に重要とされる。それは、まさに脳を育む時期であり、過剰な刺激ではなく、調和のとれた豊かな刺激を与えてやりたい。

夢を特徴づけるものとは何だろう。それは、記憶と連想である。記憶の中の人物や出来事が、非現実的な連想の中で結びついて、次々と奇妙なことが起きる。実は、この記憶と連想のいずれにも深くかかわっているのが、海馬という脳の器官なのである。

興味深いことに、近年、レム睡眠が長期記憶の形成に関与しているということが明らかになった。レム睡眠を阻害すると、海馬での長期増強と呼ばれる長期記憶形成にかかわる現象が抑えられるのである。レム睡眠をとらせない実験をすると、記憶力が低下し、学習効果が半分程度になってしまう。

夢を見ることによって、さまざまな連想が促進されるが、それは記憶の正体である神経細胞間の結合を反映したものなのかもしれない。夢を見ている間に、脳では、新たな連絡路（シナプス結合という）が生まれると同時に、不必要な回路が取り除かれていく。それによって、長く記憶に留めるべき情報と、忘れ去られる情報が選り分けられているとも言えるのである。

トラウマ的な刺激を与えられた子どもでは、この海馬が萎縮を起こし、幼児期の記憶がほとんどないことも多い。子どもにとって、苦しく、忌わしい刺激は消し去られるのである。子どもが心地よい夢を見ていられるように、守ってやらねばならない。

大人になってからも、レム睡眠や夢は、長期記憶の形成というプロセスにかかわることで、情報の整理や選別作業にかかわっているのかもしれない。その意味で、夢には、「浄化槽」のような働きがあると言えるだろう。

夢分析、明晰夢、悪夢

夢分析を熱心に行ったC・G・ユングは、夢は無意識への道を開き、無意識からのメッセージを伝えてくれるものだと考えていた。人々が困難や試練に遭遇したとき、どういう解決を見出せばいいのか、そのヒントを教えてくれたり、自分が本当は何を望んでいるのか、ときには自分の所属する集団に何が起きようとしているのかを、夢というメッセージから読み解くことで自己実現の助けにしたり、大いなる意志を読み取ることができると考えたのである。

これは確かに魅力的な考えであり、多くの人を虜《とりこ》にしてきたが、どこか水晶球を眺めることや、タロットカードの配列から自分の運命を知ろうとすることと似たような恣意性《しい》をもつことは否めなかった。象徴的に表されたメッセージというものは、その人の見たいものに、いかようにでも解釈できるというところがあるからだ。

それは、科学と呼ぶには不都合な根本的な問題を抱えていたが、だからといって、無意味だということにはならないだろう。人間の営みの多くは、科学的な合理性の上に成り立つというよりも、非合理的な恣意性に頼って行われているのが現実であるし、ある意味、科学がまだ十分発達していないために、複雑な心理的な現象を捉えきれていないという面もあるからだ。

夢が、臨床的な治療などに利用できる可能性をもつことは確かであり、ユング派の夢分析のみならず、他の方法でもさまざまな解析が試みられ、それなりに成果を収めている。

その一つは、スティーヴン・ラバージという睡眠研究者が創始した「明晰夢《めいせきむ》」を用いた治療手法である。明晰夢とは、自分が夢を見ていることを自覚した夢のことである。レム睡眠の脳波が現れたら、瞼《まぶた》の上に光が点滅する装置をつけて眠ることで、自分が夢を見ていることを自覚できるように訓練していくと、次第に夢だとわかった状態で、夢を見ることができるようになるという。この方法で、自分の苦手なことを夢の中で行ったり、苦手な人と仲よくなったりすることで、現実の生活に変化を引き起こすことが期待できるという。

ユングの夢分析が、あくまで受動的に夢を解釈することに主眼を置いた分析であるのに対して、ラバージの方法は、能動的に夢の中でロールプレイを行うようなものであり、非常に対照的だと言える。ラバージの方法が、恐怖や葛藤の克服に有効なのは、催眠療法と行動療法をミックスしたような効果によるのだろう。

フロイトやユングの夢の意味を解釈しようという試みにもかかわらず、夢についての科学的な理論は、まだ確立されたとは言えない状況である。夢が何らかの心配事や願望を反映していることもあれば、あまり意味のない連想の産物としか言いようのないこともある。

そうした中で、唯一精神医学的な関心が向けられ、科学的な解明が進んでいるのは、繰り返し見る悪夢に関してである。同じ内容の怖い夢を繰り返し見るという現象は、心的外傷体験をしたＰＴＳＤ（心的外傷後ストレス障害）の患者に典型的にみられる。治療が進み、心的外傷から回復するにしたがって、悪夢の頻度は減っていく。

心的外傷体験をした人では、悪夢を見るだけでなく、日中でも怖い場面を勝手に思い出してしまったり、ときには、その光景が眼前にありありと再現されるように感じることもある。こうした現象はフラッシュバックとか、挿入症状と呼ばれるが、悪夢も含めて、これらの症状に対しては、ＥＭＤＲ（Eye Movement Desensitization and Reprocessing：眼球運動による脱感作と再処理）と呼ばれる治療手技が有効である。

ＥＭＤＲでは、患者の両眼の三十センチほど前で、治療者が指を左右に往復させながら、それを見つめさせる。通常、心的外傷体験について語り、それに向かい合う暴露療法と併用して行われる。眼球運動には、心的外傷体験を癒す効果があるのだ。読者はすぐにピンときたであろう。夢を見ているとき、眼球が左右に動くのと同じだということに。その通りである。レム睡眠のとき、眼球運動をしながら夢を見ることと、ＥＭＤＲのとき、眼球運動しながら外傷体験が癒されていくことが、みごとに重なり合うのである。

これまでのところ、レム睡眠のときに見る夢が、心の健康に不可欠なものであることは証明されていないが、夢を見る行為には、心を癒し、傷を修復する働きがあることは間違いないだろう。新生児ほどではないにしても、睡眠の四分の一はレム睡眠が占める。その役割の重要性が、まだ解明されていないだけだと考えたほうがよさそうだ。

夢ばかり見る眠り

うつ病の人の睡眠では、徐波睡眠が減少し、レム睡眠が増加することが知られている。典型的なうつ病では、早朝覚醒がみられ、午前二時、三時に目が覚めてしまう。眠っている間も、夢ばかり見ていると言う人が多い。徐波睡眠が減少するため、深いノンレム睡眠が早く終わり、浅いレム睡眠に移行するので、夢ばかり見て、しかも早く目が覚めやすいと考えられる。

レム睡眠は、ノルアドレナリンとセロトニンという神経伝達物質の放出によって抑えられ、一方、アセチルコリンやグルタミン酸の放出によって促進される。うつ病になって、ノルアドレナリンやセロトニンの放出が低下すると、レム睡眠が多く出現するようになる。また、頭が働きすぎている過覚醒の状態では、眠っている間も、アセチルコリンやグルタミン酸が放出し続けていて、それが夢ばかり見るレム睡眠を増やしてしまうのである。この状態をうまく解除するためにも、後で述べるよい睡眠習慣が大切である。

ある種の薬剤を投与して、レム睡眠を消失させて育てたラットでは、成熟してからもレム睡眠を過剰にとる傾向がみられ、不安が強く、性的行為が減るといったうつ病に似た状態が観察された。大脳皮質の萎縮もみられ、この点もうつに似ている。また、新生児期にレム睡眠を奪ったラットでは、セロトニンの放出も低下する。セロトニンの低下も、うつ状態と関係が深い。乳幼児期のレム睡眠たっぷりの長い眠りは、子どもの脳の発達だけでなく、将来うつになりにくい神経を育むのにも大切なのだろう。

レム睡眠のとき、脳は活発に活動している。それに対して、筋肉の活動は低下したままである。金縛りのような現象が起きるのも、脳は目覚めているが、筋肉が思うように動かないためである。

レム睡眠中に認められる興味深い現象は、男性では性器の勃起が起きることである。これは、性的な夢を見るためではない。というのも、新生児でも、同じ現象がみられるからである。女性でも同様の現象が、クリトリスの肥大として観察されるという。

こうした現象は、レム睡眠の状態において、中枢からの抑制が弱まっていることを示している。それは、脳を理性の抑制から解放しているとも言える。レム睡眠は、アルコールやドラッグが脱抑制を起こすのと同じように、抑制を緩めることで心の癒しをもたらしているのかもしれない。レム睡眠は、神が与えてくれた、安全なドラッグだとも言えるのである。

年齢とともに睡眠は変化する

母親のおなかの中にいるときから、赤ん坊は睡眠をとっている。胎児は、一日のうち二十時間を眠って過ごす。新生児も、十六〜十八時間を眠って過ごし、睡眠の半分はレム睡眠である。一歳で十四時間、二歳で十三時間、三歳で十二時間程度の睡眠が必要である。このうち、一、二時間を昼寝でとる。小学校に上がる頃にも、十一時間、思春期の子どもでも九時間の睡眠が必要とされる。青年期で八時間、成人期で七〜八時間となっている。「寝る子は育つ」というが、幼い頃には、非常に多くの睡眠が必要である。成長とともに、必要量は急速に減っていき、思春期でいったん横ばいになる。

わが国では、大人だけでなく、幼い子どもまでもが睡眠不足の傾向にある。それは先にも述べたような、さまざまな支障を生むが、特に発達途上の子どもでは、心身への影響も懸念される。

思春期においても比較的長い九時間の睡眠が必要とされるが、この頃から体内時計の働きに変化が起きる。それまで夜になると強い眠気を催していたサーカディアン・リズムが、思春期になると、宵の口においては、むしろ覚醒度を増す傾向がみられる。これは、先にも述べたように生殖活動や外敵に対する警戒のために、進化的に獲得された仕組みだと考えられる。

ところが、こうした傾向に、現代っ子の生活スタイルが重なることで、思春期の子どもたちは、睡眠不足の危険にさらされやすくなっている。

高齢者では、必要な睡眠時間が短くなると思われがちだが、実際には、それほど変わらない。快適に、よいコンディションで過ごすためには、年をとってからも、よく眠れることが大事である。

しかし、高齢者では、睡眠の効率が悪くなりやすい。横になっていても、実際に眠っている時間が短くなったり、より深い眠りであるノンレム睡眠の割合が減少したりする。六十歳を過ぎる頃から、夜間に目覚める回数が多くなる。これは、睡眠を維持する脳の働きが低下するためである。たとえば、睡眠を維持するメラトニンというホルモンの分泌が、高齢者では低下してしまう。

高齢者に起きるもう一つの変化は、体内時計のリズムが変わることである。夜九時頃に第二の覚醒のピークを迎えるサーカセメディアン・リズムが弱まり、睡眠相が早くやってくるようになるのだ。早寝早起きになり、それがどんどん亢進してしまうこともある。

不眠の中身が、若い人とは違ってくるのである。その点を考慮せずに、睡眠薬などを闇雲に用いると、睡眠障害はさほど改善されず、足元がふらつくなどの副作用ばかりが出てしまう。転倒により骨折するといった重大な事態を引き起こすこともある。そうしたリスクも考慮して、よい睡眠のための生活習慣を実践することが、まず大切である。それについては、また後の章で述べたい。

第四章

不眠症にはタイプがある

1．睡眠障害の症状を見分ける四つの不眠パターン

睡眠障害には、さまざまなタイプがあり、対処の仕方もそれぞれ異なる。各タイプについて知っておくことが、問題の正しい見極めと対処につながる。

まず、不眠の代表的な四つのタイプを頭に入れよう。入眠困難、途中覚醒、早朝覚醒、熟眠障害の四つである。ただ、先の章でも述べたように、そうした状態があるからといって、即それが「病気」の「症状」というわけではない。誰でも、寝つきの悪いときや、途中であるいは早朝に目が覚めることもある。

先の章でもみたように、自然状態の眠りにおいては、むしろ入眠に二時間くらいかかり、途中覚醒が二時間くらいあって、朝も早く目が覚めるということが普通なのである。横になるとすぐに眠れる状態は、睡眠負債を抱えた過労の状態で、必ずしも理想的とは言えないのだ。そのことを、よく念頭に置いておいてもらいたい。

そのうえで、睡眠負債や疲労が相当たまっているはずなのに、寝つきが悪いとか、途中で何度も目が覚めるとか、夜明け前から目が覚めてしまうとか、眠りが浅く、疲れがとれないという場合にはじめて、「症状」として考えたほうがよい。

①眠ろうとしてから、必ず三十分以上かかる

入眠困難は、いわゆる不眠症にもっとも典型的な症状で、もっとも頻度が高いものである。寝つくのに苦労し、最低三十分以上、人によっては毎晩二時間以上、布団の中で悶々と過ごすのが当たり前になっている場合もある。ただしその場合も、昼間眠っているとか、朝遅くまで眠っているなど睡眠負債がわずかしかない場合には、何ら病的な症状ではない。

ずっと起きていて体は疲れているのに、寝つけないというときにはじめて、入眠困難があると言える。明らかにストレスとなる原因があって、一過性に寝つきが悪くなる場合も、あまり心配いらない。

ただ、慢性不眠症の人では、特別な原因もないのに、毎晩寝つくのに長時間かかるということが珍しくない。このタイプでは、眠ろうとするだけで、今夜はうまく眠れるかを考えて緊張してしまうという人が多い。

②途中で何度も目が覚める

通常、一晩に二回以上目が覚める場合に、睡眠障害の症状である可能性を疑うが、年齢

を考慮する必要がある。途中覚醒は、加齢とともに頻度が増える。六十歳以上の人では、一晩に二回程度、目が覚めるのは平均的である。またすぐ眠れれば、あまり問題はない。若い人でも途中覚醒が起きる場合には、精神的ストレスや飲酒の影響によることが多い。

悪夢や体動によって目覚めてしまうという場合もある。悪夢では、レム睡眠中断が起こりやすく、繰り返し悪夢を見るという場合には、レム睡眠に入ろうとしただけで、睡眠が中断してしまうというケースもある。心的外傷後ストレス障害（ＰＴＳＤ）や重度のストレス、過労にともなってみられやすい。

体動による場合は、手足が勝手に動くという場合と、むずむずしてじっとしていられない場合がある。

③朝早く目が覚めてしまう

早朝覚醒は、いったんぐっすり眠るものの、必要以上に早く目が覚め、それから眠れなくなるタイプの不眠である。いつもより一、二時間早く目覚める軽度なものから、深夜二時、三時に目が覚めてしまう重度なものまである。

早朝覚醒にも、原因によって、いくつかのタイプがある。一つはうつ病にともなうもので、徐波睡眠が短くなるために早く目が覚めやすくなり、ぐっすり眠れないうちに、もう眠りに入れなくなってしまう。特に中高年のうつ病に多い。

もう一つは、体内時計が早くずれる睡眠相前進症候群によるもので、睡眠時間自体の長さは変わらないのが特徴だ。高齢者に多い。

また、ぐっすり眠ったと思ったら、まだ真夜中や明け方で、睡眠時間も短くなるという場合がある。この場合は、ノンレム睡眠（徐波睡眠を含む）の多い時間帯が終わったところで目覚めてしまい、夢を見る浅い眠りであるレム睡眠の減少をともなっている。気分が高揚しているときに起きやすい。躁状態がもっとも典型的だが、もっとマイルドなのは、重要なイベントを控えて気持ちが張っているときや、恋愛中にもみられる。

目が覚めても、できるだけ横になっておくのがいい。眠れないからといって、起きて活動すると、疲労が蓄積したり、症状を促進したりする原因になる。

④眠りが浅く、熟睡できない

徐波睡眠が減少し、レム睡眠の割合が増えたときに、そうした感じをもちやすい。夢ばかり見るとか、眠っているのか覚めているのかわからないということも多い。

主観的症状は当てにならないことも

睡眠障害の診断では、まず本人の訴えが重要なのは言うまでもない。ただ、自分のことはいえ、何しろ眠っているときのことなので、なかなか客観的に把握するのが難しい面があることも事実である。不眠症の人は、眠れないことを過剰に考えがちで、ときには、もう十日も一睡もしていないといった、あり得ないような訴えをすることもある。百二十二名の患者を対象に行われたある研究によると、患者が答えた、入眠にかかった時間の平均は六十二分であったが、脳波で調べた入眠までの時間は、二十六分にすぎなかった。二倍以上も大げさに答えていたことになる。

これは、オーバーだと非難すべきことと言うよりも、不眠症の人にとっては、それくらい苦痛に感じているということでもあり、また、自分の睡眠を客観的に把握するのは、それだけ難しいということでもある。まったく眠れなかったように思えても、脳波でみると眠っていたということも多いのである。そうした点を見分けるため、睡眠障害の診断では、睡眠ポリグラフ検査が必須となっている。睡眠ポリグラフは、脳波や心電図、体の各部位の動き、酸素飽和濃度を記録するものである。

主観的症状だけでなく、客観的に観察できる症状にも注意を注ぐ必要がある。それを、次の項目でみてみよう。

こんなときも睡眠障害を疑え

「よく眠れない」ということで、いつも自分の睡眠に不満を感じている人がいる一方で、自分の睡眠障害に気づかない人も少なくない。睡眠障害は、「眠れない」とはっきり自覚されない形で起きる場合もある。昼間の疲れやすさや気力の低下、眠気という形でだけ現れることもある。人より睡眠が短くても、まったく心配ない人もいれば、人より多く眠っているのに、睡眠に問題を抱えている場合もある。また、子どもや若者では、睡眠障害があっても、「眠れない」ということを自分からは言わないことも多い。

睡眠障害にともなってみられやすい状態を頭に入れておくことは、隠れた睡眠障害を発見し、問題を解決することにつながる。

①朝起きるのに苦労する

睡眠障害があるときに、よくみられる症状の一つは、朝がつらいということである。子どもや若者の場合には、親が毎朝起こすのに苦労しているという場合も多い。遅刻やずる休みもみられやすい。一晩眠ったはずなのに、疲れがとれない、朝から眠くてだるいというのも、睡眠の質に問題があることを示唆する。

②あくびや居眠りが多い

日中のあくびが増えたり、すぐ居眠りをしてしまうのも睡眠障害の徴候である。重度の睡眠障害がある場合には、通常なら緊張するような状況で居眠りしてしまうこともある。

ある男性は、日中に眠気があり、ぼんやりしていて躓つまずき、額に深い傷を負った。そのため縫合処置が必要になったのだが、縫合処置を受けながら、いびきをかいて眠り込んでしまった。この男性には、閉塞性睡眠時無呼吸があった。

③濃いコーヒーを頻繁に飲む

睡眠障害がある人ではコーヒーなどの覚醒作用のある飲料に頼ることが多く、自然にその使用量が増える。コーヒーの過量摂取はしばしば不眠の原因ともなり悪循環を形成する。

④夕方眠ってしまう

特別に普段より疲れることをしたわけでもないのに、仕事や学校から帰ったとき、あるいは夕食後に眠ってしまうという場合にも、睡眠障害がひそんでいることがある。必要以上に朝早く目が覚めたり、途中覚醒が多いと、睡眠時間は十分とっていても、夕方の眠気となって現れやすい。

⑤いびきがひどい

これは、言わずと知れた閉塞性睡眠時無呼吸のときに必発の症状である。無呼吸の状態が十秒以上続く場合には、強く疑われる。

睡眠障害に随伴してみられやすい症状

先にもみたように、睡眠障害には、広範囲な症状がともないやすい。一見、睡眠とは直接関係ないように思えるものもあり、睡眠障害が原因と気づかないことも多い。うつや精神的なストレスによる状態、慢性疲労症候群と似ていて紛らわしいため、的外れな治療や詮索がなされることもある。ときには、認知症と間違われることもある。睡眠障害にともなって現れやすい症状を、もう一度、ここで整理しておこう。

①常に疲労感があり、些細なことでも疲れやすい
②以前は興味のあったことも楽しめない
③家族や友達とのかかわりが乏しくなる
④集中力、記憶力、思考力が低下する
⑤ミスが増え、事故につながることもある
⑥イライラしやすく、怒りっぽくなる
⑦自信や自己能力感が低下する

睡眠障害の診断

睡眠障害の診断のためには、入眠困難、途中覚醒・熟眠障害、早朝覚醒、日中の眠気や居眠りのいずれかの症状が認められることが必須である。しかも、それらの症状によって、著しい苦痛や生活上の支障を生じていることが、第二の要件である。また、それが他の身体疾患や精神疾患、薬物の影響によって起きたものでないことも、要件となる。

どの程度の症状が認められたとき、睡眠障害を疑う範疇《はんちゅう》に入るのかを示すために、具体

的な診断の目安となる「睡眠障害チェックリスト」と「評価基準」を116〜118ページに掲げた。必須症状のいずれかに該当し、随伴症状をともなっているとき、睡眠障害の可能性がある。ただし、その場合も、後で述べるように、他の身体疾患や精神疾患によるものでないか見極めが重要である。

睡眠負債を計算する

睡眠障害の診断にあたって、もう一つ鍵をにぎるのは、睡眠負債がどの程度存在するかを評価することである。寝つきが悪いといっても、大きな睡眠負債を抱えているのに寝つけないのか、睡眠負債がほとんどないために寝つけないのかで、まったく意味が違ってくる。日中の眠気についても同じである。

そこで睡眠負債についても、過去一週間をさかのぼってチェックしてみよう。デメントによれば、脳は少なくとも過去二週間の睡眠負債を正確に覚えているという。過去一週間分の睡眠負債を二倍することで、あなたのおおよその睡眠負債を求めることができる。

より正確に睡眠の状態を把握したり、睡眠負債を求めたりするうえで、睡眠日誌をつけるとよい。睡眠日誌の例と睡眠負債のチェックシートを118〜119ページに掲げた。

睡眠障害チェックリスト

Ⅰ必須項目

診断項目	該当するものに○	判定	得点
入眠困難	① ほぼ毎日2時間以上寝つけない ② ほぼ毎日30分以上寝つけない ③ 30分以上寝つけない日の方が多い ④ ときに30分以上寝つけないことがある ⑤ 30分以上寝つけないことはまれである	①=3点 ②=2点 ③=1点 ④=0点 ⑤=0点	
途中覚醒・熟眠障害	① 途中で何度も目が覚め、しばしば30分以上再入眠できない ② 途中で何度も目が覚め、30分以上寝つけないことがときどきある ③ 途中で目が覚めても30分以内に再び眠れるが、熟睡感がない ④ 途中で目が覚めることは、あまりなく、ほぼ熟睡できる	①=3点 ②=2点 ③=1点 ④=0点	
早朝覚醒	① 毎晩のように、真っ暗なうちから目覚めて、それ以降眠れない ② 毎晩のように明け方早く目覚めて、それ以降眠れない ③ 明け方早く目覚めて、眠れないことが、ときどきある ④ 朝まで大体眠れる	①=3点 ②=2点 ③=1点 ④=0点	
日中の眠気、居眠り	① 一日中眠気が強く、どこででも居眠りしてしまう ② 一日中眠気があり、ときたま居眠りする ③ 午前中または夕方のみ眠気が強まる ④ 日中の眠気や居眠りは、あまりない	①=3点 ②=2点 ③=1点 ④=0点	

Ⅱ 随伴症状

診断項目	該当するものに○	判定	得点
眠気による事故やミス	① 眠気が原因で、事故や大きなミスをしたことがある ② 眠気が原因で、事故やミスをしそうになったことがある ③ 眠気が原因で、集中力が低下することはあまりない	①=3点 ②=1点 ③=0点	
疲労感や意欲の低下	① 日中いつも疲労感や疲れやすさ、意欲の低下が強い ② 日中、疲労感や疲れやすさ、意欲の低下を感じることが多い ③ 日中、疲労感や疲れやすさ、意欲の低下を感じることはあまりない	①=2点 ②=1点 ③=0点	
イライラや注意力、判断力の低下	① イライラや注意力、判断力の低下が目立つ ② イライラや注意力、判断力の低下が一部見られる ③ イライラや注意力、判断力の低下はみられない	①=2点 ②=1点 ③=0点	
社会生活への支障	① 対人交流への支障やひきこもりの傾向が顕著にみられる ② 対人交流への支障やひきこもりの傾向が一部みられる ③ 対人交流への支障やひきこもりの傾向は認められない	①=2点 ②=1点 ③=0点	
職業・学校生活への支障	① 遅刻、欠勤（欠席）、居眠りなどが頻繁にみられる ② 遅刻、欠勤（欠席）、居眠りなどが時折みられる ③ 遅刻、欠勤（欠席）、居眠りなどはほとんどみられない	①=2点 ②=1点 ③=0点	

評価基準（睡眠障害チェックリスト）

必須項目	
①3点が1項目以上、または、合計得点が5点以上	➡ **重度の睡眠障害が疑われる**
②2点が1項目以上、または、合計得点が3点以上	➡ **中度の睡眠障害が疑われる**
③1点が1項目以上	➡ **軽度の睡眠障害が疑われる**
随伴症状	
①合計得点が6点以上	➡ **生活への障害が強く認められる**
②合計得点が3～5点	➡ **生活への障害が中等度認められる**
③合計得点が1～2点	➡ **生活への障害が軽度認められる**

睡眠日誌

日付（曜日）	／（　）	／（　）	／（　）	／（　）	／（　）	／（　）	／（　）
日中の眠気、居眠り							
昼寝の開始時刻、時間							
夕方、夜の眠気、うたた寝							
アルコール、睡眠薬							
就寝時刻							
入眠時間							
途中覚醒							
最終覚醒時刻							
起床時刻							
起床時の眠気							

睡眠負債チェックシート

あなたの平均睡眠時間	過去1週間の睡眠時間をできるだけ正確に求めてください（布団に入っていた時間ではなく、実際に眠っていた時間）。	1週間の合計睡眠時間 □ 時間	÷7= 平均 □ 時間
あなたのベストな睡眠時間	あなたが、もっとも体調がよいと感じる睡眠時間は	最適睡眠時間 □ 時間	
あなたの睡眠負債	最適睡眠時間 ×7=1週間の必要睡眠時間 □ 時間 （1週間の必要睡眠時間）−（1週間の合計睡眠時間）=1週間の睡眠負債 □ 時間	（1週間の睡眠負債）×2=	あなたの睡眠負債 □ 時間

睡眠負債の評価の目安	
睡眠負債が15時間以上	➡ **重度の睡眠不足**
睡眠負債が10～15時間	➡ **中等度の睡眠不足**
睡眠負債が5～10時間	➡ **軽度の睡眠不足**
睡眠負債が−5～5時間未満	➡ **均衡状態**
睡眠負債が−10～−5時間未満	➡ **軽度の過眠状態**
睡眠負債が−15～−10時間未満	➡ **中等度の過眠状態**
睡眠負債が−15時間未満	➡ **重度の過眠状態**

持続期間による不眠症の分類

不眠症の診断でもう一つ重要なのは、症状の特徴とともに、どの程度の期間、不眠が続いているかということである。持続期間によって、①一過性不眠症、②短期不眠症、③慢性不眠症に分けられる。単純な分類だが、それによって対処も異なってくるので、きちんと見分けることが重要である。

一過性不眠症は、一晩から数日にわたってみられるもので、明白な原因によって一過性に起きたものである。特別な出来事やストレス、生活習慣の急な変更、時差の影響などが主な原因である。昼寝をしすぎてしまっただけでも、一過性不眠となる。原因が取り除かれれば、速やかに回復する。原因の除去や本来の生活リズムの回復が最優先である。

短期不眠症は、一過性のものよりもう少し重度なもので、二、三週間にわたって不眠が持続している状態である。重大なライフ・イベントがかかわっていることが多い。転職や失職、離婚、事業の失敗や経済的危機、重大な健康上の問題、身内や親友の死などが、頻度の高い原因である。悲しい出来事が起きて、逆に頑張らないと、と張り切りすぎ、躁状態になって、朝早くから目が覚めてしまうこともある。

時間とともにショックがやわらぎ、気持ちが安定するとともに睡眠もとれるようになる場合と、うつ病などの精神疾患へ移行していく場合に分かれる。重要な分岐点だとも言え、その意味で、注意が必要である。

不眠が続くことで悪循環を形成し、病気の発症を促進してしまいやすい。この段階で睡眠を改善できれば、それだけで悪循環を食い止め、病気の発症に至らずに済むこともある。単なる不眠症であるにしろ、重大な精神疾患の前兆として現れる症状であるにしろ、早めに専門医を受診したほうがよい。

特に原因やきっかけが見当たらない場合には、精神疾患以外にも、胃・十二指腸潰瘍や肝障害、糖尿病といった身体疾患がひそんでいる場合がある。

慢性不眠症は、数週間以上、多くは年単位で持続している不眠症で、一般に不眠症という場合には、このタイプを指すことが多い。患者の一割〜一割五分の人が該当するとされる。多いのは、精神生理性不眠症や特発性不眠症である。思春期・青年期の若者では概日リズム睡眠障害、中高年では閉塞性睡眠時無呼吸、高齢の男性では、むずむず脚症候群も重要である。

また、一見、不眠だけが問題として自覚されている場合でも、不安障害や軽度のうつなどが合併していることが少なくない。さらに、慢性の身体疾患による痛みや呼吸困難、口渇、多尿も不眠の原因となる。背景に他の疾患が関係している場合には、睡眠だけを改善しようとしてもうまくいかない。基礎疾患の発見と、適切な治療が重要である。それについて、もう少し詳しくみていこう。

基礎疾患がないかチェックする

睡眠障害は、他の身体疾患や精神疾患にともなうことが少なくない。まず、こうした基礎疾患がないかどうかをチェックし、その可能性がある場合には、基礎疾患の診断・治療をすることが第一であり、不眠や過眠の改善にもつながる。

不眠を来しやすい主な基礎疾患と、その特徴的な症状をみていこう。

(1)不眠を来しやすい主な身体疾患

不眠症が、身体的な原因で起きていることはしばしばあり、不眠はそのサインであることが少なくない。その代表は、消化器系の疾患と疼痛《とうつう》をともなう疾患、呼吸に関連した睡眠障害である。不眠の原因となる主な身体疾患を以下にまとめた。最初は、寝苦しさだけを自覚し、身体疾患だと気づかない場合もある。

①消化器疾患……不眠の原因として頻度の高いものである。多いのは、逆流性食道炎や機能性ディスペプシア（胃腸症）である。胸焼けや胃部の痛み、不快感のために、途中で目覚める原因になる。逆流性食道炎では、胸焼けによる途中覚醒が典型的な症状である。生活上の注意としては、食事量を減らし、アルコール摂取を控えることが改善につながりやすい。また、食事してすぐに横にならないことも大事だ。胃潰瘍、十二指腸潰瘍などでも、空腹となる夜中に痛みが起き、眠りが妨げられることがある。いずれもよい治療薬があるので、早めに専門医の診察を受けることである。

②慢性疼痛疾患……繊維筋痛症、リウマチなどの慢性の関節炎や悪性腫瘍などでは、痛みのために睡眠が妨げられやすい。繊維筋痛症などの慢性疼痛疾患では、抗うつ薬がしばしば有効である。

③呼吸関連睡眠障害……閉塞性睡眠時無呼吸が、頻度が高く、睡眠障害の原因として重要である。やや肥満気味の中年で、昼間の強い眠気、激しいいびきがみられる場合に強く

疑われる。後で詳しく触れる。

④心不全……すぐ息切れする、横になると息苦しい、咳き込む、足がむくむなどの症状がみられ、しばしば不眠をともないやすい。

⑤高血圧……頭重、頭痛、首筋から後頭部が張る、めまい、動悸、息切れ、胸の痛みなどをともなうこともあるが、自覚症状がほとんどないことも多いので要注意である。睡眠時無呼吸にともなって、高血圧がみられることも多い。

⑥甲状腺機能異常……機能亢進では、汗かきになり、脈拍が速くなり、体重が減る。バセドウ病では、眼球突出もみられる。不眠や気の高ぶりもみられやすい。機能低下では、寒がりになり、意欲や活力が低下し、脱毛が増え、足がむくむ。

⑦腎疾患、肝疾患……腎臓や肝臓の疾患でも、不眠を来すことがある。

⑧むずむず脚症候群……足がむずむずして動かし続ける疾患で、高齢者に多く、不眠の原因となる。あまり知られていないが、頻度が比較的高いものである。後で詳しく述べる。

(2)不眠を来しやすい主な精神疾患

不眠は、体の病気で言えば、発熱のようなものであり、ほとんどの精神疾患にともなってみられる症状だと言える。それだけに、あらゆる精神疾患の初期症状でもあり、早期発見、早期治療の糸口となることも多い。

不眠を、ただ「不眠症」で片づけず、他の病気の可能性も念頭に置いておくことは、とても重要だと言える。不眠症だと思って睡眠薬だけをもらっていたが、なかなかよくならないという場合も多い。本書の読者も、自分や周りの人の「不眠症」が他の精神疾患の症状であることに気づけば、治療と回復につながるかもしれない。そうした願いも込めて、主な疾患を取り上げて、簡単に特徴に触れておきたい。

特に頻度が高く、早期に治療することが重要な疾患について、その特徴を述べる。

①うつ病……不眠の原因として、頻度の高いものである。中高年のうつ病では早朝覚醒

が多いが、若年のうつ病では、逆に過眠になることもある。徐波睡眠が減り、レム睡眠が増えて、眠っても疲労がとれなかったり、夢ばかり見ると感じることも多い。

②双極性障害……活動性が高まった躁（または軽躁）とうつが反復する。躁期には睡眠時間は短くなり、うつ期には長くなるのが特徴である。うつ期には、レム睡眠の割合が増えるが、うつの症状が現れるよりも先行して、レム睡眠の増加がみられる。逆に、躁の場合には、浅い眠りの割合が減り、徐波睡眠が増えるが、それも躁の症状に先行してみられる。つまり、浅い眠りが増えると、うつの前触れであり、睡眠が深くなったときは、躁の前触れということになる。また、双極性障害の人では、神経が過剰反応しやすいが、楽しいことやよい刺激であっても、入眠を悪くしたり、睡眠時間を短くしやすい。

③統合失調症……神経が冴えすぎて眠れないと感じ、幻聴や妄想、奇妙な言動・行動がみられる。徐波睡眠が減少し、睡眠効率が悪くなる。

④不安障害……特定の状況に強い不安を感じる場合と、常に漠然とした不安を感じる場

合があるが、寝ようとすると心臓の鼓動や脈が気になるなど、睡眠障害をともないやすい。

⑤適応障害……ストレスにより一過性の不安や抑うつ症状がみられるもので、睡眠障害をともなうことも多い。ストレス要因がなくなると、改善するのが特徴である。

⑥心的外傷後ストレス障害（ＰＴＳＤ）……強い恐怖やショックを感じる体験をして、半年以上経過しているのに恐怖感が消えない状態で、意識が冴えすぎる過覚醒、怖い場面が勝手に蘇ってくるフラッシュバック、その場面を思い出すことを避けようとする回避症状が特徴で、不眠や悪夢が必発である。睡眠中に叫んだり、寝言を言ったり、動き回ったりすることも多い。レム睡眠が増加し、途中覚醒も増える。ＰＴＳＤの人は、眠るのを恐れる。というのも、床に就いたときに悪い記憶が蘇りやすく、意識が低下することで、無防備になると感じるからである。

⑦注意欠陥／多動性障害（ＡＤＨＤ）……多動、不注意、衝動性が児童期からみられるが、不眠をともなうことも少なくない。その結果、朝が起きられないという場合もある。

生活のリズムを規則化し、夜間、刺激的な活動や映像に触れるのを控える。子どもの特発性不眠症には、ＡＤＨＤの合併が多いとされ、また、子どもの呼吸関連睡眠障害やむずむず脚症候群も、ＡＤＨＤの子どもに多い。

睡眠不足なのに眠れないときは要注意

睡眠不足が続いているにもかかわらず、三、四時間しか眠れないという場合には、単なる睡眠障害ではなく、うつ病や双極性障害、統合失調症などの精神疾患が発症している可能性があり、睡眠の問題だけでなく、一刻も早く診断をして、原因疾患の治療を開始することが重要になる。専門医をただちに受診してほしい。

一晩眠れなかったら、翌晩はぐっすり眠れるとか、睡眠不足の分をうたた寝してしまうという場合には、代償機能が保たれており、重篤なものではないことが多い。

2．あなたの睡眠障害を診断する

睡眠障害とは、よい眠りがとれない状態の総称だが、眠れないということが症状の中心である不眠症以外にも、大きく分けて二つのタイプの睡眠障害がある。一つは、過眠や日中の強い眠気を特徴とするものであり、もう一つは、睡眠中の異常な行動を特徴とする。適切な対処をするためには、自分がどのタイプの睡眠障害であるかをしっかり見極める必要がある。主なものの特徴的症状や対処法について以下で述べる。

第一節 不眠症――眠れなくて困るタイプ

(1)精神生理性不眠症――「眠れなかったらどうしよう」

精神生理性不眠症は、いわゆる不眠症の中で、もっとも頻度の高いものである。このタイプの不眠症の最大の特徴は、すぐに、「眠れなかったらどうしよう」という不安にかられてしまう点だ。「眠れなかったらどうしよう」と思っただけで、緊張して、余計に眠れなくなってしまう。専門家でも誤解している人がいるが、心配事があって眠れないという一過性の不眠症とは違う。精神生理性不眠症は、少なくとも一カ月以上、その状態が続いていることが診断に必要で、多くは数カ月から数年にわたっている。代表的な慢性不眠症の一つで、二割程度を占める。

眠りを意識すると、体が硬く緊張するのも特徴で、一番リラックスするときだというのに、これから手術でも受けるかのように体を突っ張らせて、コチコチに力んでいる。胸がドキドキしたり、息が荒くなったりすることもある。神経質で心配性の人や、完璧主義で固定観念に縛られやすい人に多い。よく気が回り、決まったことをきちんとするタイプなので、実生活では手抜きなしで有能な人も多い。

寝つきが悪いのが一番の特徴だが、症状が進むと、途中覚醒や早朝覚醒をともなうこともある。途中で目が覚めても、すぐに「このまま眠れなかったらどうしよう」と思ってしまう。すると、余計に緊張して眠れなくなる。眠りかけているのに、眠りを意識すると、ハッと目が覚めてしまったりする。

睡眠を意識しすぎると同時に、睡眠を非常に重大視する傾向があり、眠れないことはひどく体に害がある、恐ろしいことのようにみなしてしまうことが多い。

ベッドに入ろうとすると緊張する男性

三十代の男性が、不眠と日中の眠気を訴えて、医療機関を訪れた。仕事にも差し支えるほどで、寝つきが悪く、この状態はもう数カ月続いているという。

夜十時に床に就き、朝六時に起きるが、寝つくのにいつも一時間はかかる。ベッドに入る前には、気持ちをくつろがせるために読書をすることにしている。少しだけ眠くなって、ベッドに行くのだが、いざベッドで横になって寝ようとすると、目が冴えてしまうのだ。頭がどんどん働いて、仕事のことを考えてしまう。だが、そのうち、眠れなかったらどうしよう、明日の仕事に影響してしまうと、そのことばかりが気になり始める。ようやく寝ついたと思っても、何度か目が覚め、覚めるとなかなか眠りに戻れない。六時に目覚ましが鳴り出すのを、じっと待っているときもある。目覚ましの音を聞きながらぐったりして、まったく疲れがとれていないように感じる。ときどき仕事中に居眠りしてしまうことがあるが、空いた時間に仮眠をしようとしても、寝つけない。最近、イライラすることが多い。家族旅行をしたときは七時間ぐっすり眠れたので、自分でも驚いた。中肉中背で、いびきもひどくない。

横になって考え事をするのを好む

このタイプの人のもう一つの特徴は、寝ながら考えるのを好むことである。好むというよりも、止められないと言ったほうがよいだろうか。この悪い習慣は、寝つきが悪いことの結果でもあるが、しかし、それが原因ともなって悪循環を形成し、果てしなく寝つきを悪くしてしまう。ああでもないこうでもないと、頭の中はフル回転で考え始めることもある。明日の仕事のことを考えたりしているうちに、ややこしい問題に踏み込み始め、そうなると興奮して、眠りどころではなくなってしまう。考え疲れて、いつの間にか眠ることもあるが、どんどん興奮がエスカレートしてしまうこともある。

ベッドに入って睡眠以外に時間を使う習慣ができているうえに、睡眠に対するこだわりが強いため、長く寝床で過ごす傾向がある。その結果、睡眠効率が非常に悪いのが特徴だ。寝床に入っても、眠っていないということに体も脳も慣れっこになり、そのことが不眠を助長している面がある。

眠りを意識すると眠れないのに、眠りのことを考えていないときや、眠るべきでないときのほうが、すやすやと寝入ってしまえるのも特徴だ。単純作業をしているときや、ベッド以外の場所のほうが、よく眠れたりする。夜よりも昼間のほうが眠りやすいという場合も多い。夜やベッドといったものは、それだけで眠りを意識させ、「眠れなかったらどうしよう」という自動思考のスイッチを入れてしまうからだ。

そうした現象は、たとえば自宅よりも、出かけた先のほうがよく眠れるといった傾向にも現れる。自宅の寝室に強く結びついた、「眠れなかったらどうしよう」という不安の回路が働かないことによると考えられる。

しかし、団体旅行とか出張のような、翌日のスケジュールに縛られている場合には、「眠れなかったらどうしよう」という自動思考が働きやすいので、場所が変わっても同じ場合もある。

精神生理性不眠症への対処――眠らなければならないという囚われを解除する

精神生理性不眠症では、眠れないことへの恐怖感が強く、睡眠に対して過敏になりすぎている。その根底には、眠ることへの強すぎる囚われがある。眠れないことよりも、この囚われのほうが病気の本質なのである。これを解除するためには、「睡眠をとらないと大変なことになる」という強すぎる思い込み（信念）を修正する必要がある。具体的な方法については後の章で述べるが、「眠れなくても、別にかまわない」「眠れなくても、時間を有効に使える」という方向に、受け止め方を変えていくのだ。

つまり、眠れないときは、眠くなるまでの時間を有効に使う。眠くなるまでは、布団に入らないようにするのが原則である。それまでは布団から出て、できれば別の部屋で読書や単調な雑用などをして過ごす。テレビを見たりパソコンをしたりといった強い光を浴びたり、脳を刺激しすぎることは控える。睡眠へスムーズに導入するための自分なりの習慣を確立することが大事で、その具体的な方法については、後の章で詳しく述べたい。

睡眠効率の改善のために睡眠制限療法も

精神生理性不眠症で寝つきが悪い場合、睡眠制限療法も有効である。いつも眠る時間よりも意図的に遅く床に就き、朝は決まった時間に必ず起きるようにする。たとえば、八時間布団に入っていても、六時間半しか実質的に眠れていなければ、睡眠効率は約八十パーセントということになる。この場合に、最初から一時間半だけ床に就くのを遅くするのである。そして、眠れようが眠れまいが、これまでと同じ時間に起きる。最初は少し睡眠不足気味になるが、それによって寝つきがよくなり、途中覚醒が少なくなることが期待できる。そうして十分によい習慣がついたところで、少しずつ床に就く時間を早め、睡眠時間を長くしていく。

(2)逆説性不眠症

まず、具体的なケースからみていただこう。次のケースは、アメリカのクリーブランド・クリニックのケースリポート『ケース・ア・ウィーク』からの一症例である。

四十五日間眠れなかった男性

五十七歳の男性が、不眠をどうにかしてほしいと、かかっていた精神科医の紹介状を携えて、睡眠外来を訪れた。これまで睡眠薬による治療や認知行動療法を受けたが、効果がなかったという。そして男性は、こう訴えた。「自分は一度も眠ったことがない。少なくとも、この四十五日間眠っておらず、数カ月に一日眠れるだけだ」と。紹介状によると、男性は五年前まで八時間から九時間眠れていた。ところが、次第に寝つきが悪くなり、二年前くらいから症状がことにひどくなり、寝つくのに五、六時間もかかるようになった。別に夜間に頻尿があるというわけでもない。日中には気だるさがあるものの、眠ることはないが、居眠りすると危険なので、自動車の運転は控えているという。過去二年間に、精神科に五回入院したことがあるが、看護記録によると、八時間から九時間ぐっすり眠っているとのことだった。しかし、その記録を見た本人は、「そんなことはあり得ない。病院では一度も眠ったことなんかない」と叫んだ。ありとあらゆる薬を試してきたが、不眠にはまったく効果がなかったという。

そこで、アクティグラフという腕時計型の体動測定器を使って睡眠状態を調べてみると、その結果は、夜十一時から朝七時まで、正常な睡眠パターンを示していた。本人はそれでも納得がいかず、自分は一睡もしていないと言い張った。そこで、入院して睡眠ポリグラフ検査を行った。するときれいな睡眠脳波が認められた。

一体、どういうことなのだろうか。実は、この症例は、典型的な逆説性不眠症のケースなのである。

逆説性不眠症とは

逆説性不眠症の特徴の一つは、不眠の訴えがひどく大げさで、ほとんどあり得ないことである。ずっと一睡もしていないとか、ほとんど眠れていないという訴え方をする。

第二の特徴は、それほど不眠が続いているにもかかわらず、比較的元気であるということだ。ひどい「睡眠不足」にもかかわらず、あまり眠そうにもしておらず、また昼寝をしたりもしない。

三番目に、睡眠ポリグラフやアクティグラフで検査してみると、よく眠れていることが示されるが、このケースのように、それでもしばしば眠れていないと言い続ける。客観的な所見と主観的な実感がまったく矛盾している。それが、逆説性（パラドキシカル）と呼ばれる所以《ゆえん》でもある。

また、逆説性不眠症の患者は、いつも外界の物音が聞こえていると言ったり、ずっと考え事をしていると言ったりする。

もちろん本人は、ウソをついているわけではない。本人は大真面目に、感じたままを訴えているだけなのだ。

逆説性不眠症の問題点の一つは、眠れないときのことを過大に受け止め、眠れたときのことはほとんど無視してしまうという睡眠に対する認知の歪みである。神経性食思不振症という病気があるのをご存じだろう。ガリガリにやせているのに、まだ太っていると感じ、ご飯を食べても戻し、もっとやせようとする。ボディ・イメージについての認知が、太っているという方向に捻じ曲げられてしまっている。同じように、逆説性不眠症では、いくら眠っていても、眠れないという方向に、睡眠の認知が捻じ曲げられている。

もう一つ考えられている問題点は、逆説性不眠症では、自分が眠ったことに対する認識そのものが阻害されていることである。そのため「睡眠状態誤認」とも呼ばれる。その原因としては、脳が過覚醒の状態にあるため、睡眠状態になっても、大脳皮質の一部、たとえば聴覚などを司る領域が活動を続けていることが考えられている。それにより、眠っている間も周囲の状況をずっと感じているため、眠ったとは感じられないということが起きてしまう。

逆説性不眠症は、慢性不眠症の五パーセント程度を占めるとされ、重度で、執拗な不眠を訴えるケースにひそんでいる可能性がある。本人の苦痛は大きく、うつや不安症状を合併することも多い。

対処としては、逆説性不眠症と診断を行い、必要な睡眠はとれているので、何ら心配ないことを本人が理解することが重要である。通常の睡眠薬を投与しても、薬の量ばかりが増えて、薬物依存になるだけである。治療の必要性はないが、本人の苦痛が大きい場合には、過覚醒状態を改善するために、非定型抗精神病薬を試みることも一法だろう。

(3)特発性不眠症——子どもの頃から眠れない人たち

不眠症の多くが、何らかのストレス状況で、青年期以降発症しているのに対して、不眠症の人の中には、子どもの頃からずっと不眠で困ってきたというタイプの人がいる。特別ショッキングな出来事があったわけでもなく始まった場合、「特発性不眠症」と呼ばれる。

睡眠・覚醒システムのコントロール機能の問題により、先天的に睡眠が十分とれない状態とされ、根底には、覚醒システムの活動亢進と睡眠誘発システムの活動低下という不均衡が推定されている。

それを裏付けるように、睡眠中にも覚醒緊張時にみられる周波数の高い脳波（β波、γ波）が認められ、また、機能的脳画像検査で睡眠中の脳の働きを調べると、覚醒システムと関係の深い大脳辺縁系の活動が亢進し、睡眠誘発システムに関与する大脳基底核の活動が低下している。そのため、過覚醒や不安・緊張が強い傾向が認められる。夜間不眠であるにもかかわらず、日中眠気を感じないのも、特発性不眠症の特徴である。

ただ、精神生理性不眠症にもよく似た傾向がしばしば認められ、両者が明確に区別できないケースもある。実際、特発性不眠症の人では、小さい頃から眠れないことによって、睡眠に対するこだわりや不眠への不安が強まっているのが普通である。

特発性不眠症の人では、睡眠薬に依存しやすいことが知られている。睡眠薬による治療を行う場合も、後述するように、できるだけ依存性の少ない薬物を選択することが重要である。また、特発性不眠症のケースにも、精神生理性不眠症の場合と同様、睡眠への囚われを解く認知行動療法や適切な睡眠習慣の維持が、症状の改善にある程度有効である。これについても、後で詳しく触れたい。

小さい頃から不眠症だった太宰治

太宰治は、子どもの頃から不眠症がひどかった。「私は小学三四年のころから不眠症にかかって、夜の二時になっても三時になっても眠れないで、よく寝床のなかで泣いた。寝る前に砂糖をなめればいいとか、時計のかちかちを数えろとか、水で両足を冷せとか、ねむのきの葉を枕のしたに敷いて寝るといいとか、さまざまの眠る工夫をうちの人たちから教えられたが、あまり効目がなかったようである。私は苦労性であって、いろんなことをほじくり返して気にするものだから、尚のこと眠れなかったのであろう」と、自伝的短篇集『晩年』の一篇「思い出」に語られているが、彼が後年薬物依存に陥る一因として、生来の不眠症が関係していた。太宰のケースは、精神生理性不眠症も合併していた。

読書家の女性のケース

老齢の女性のケース。子どもの頃から不眠で、十代の頃からは、一日三時間しか眠ったことがない。彼女は大変な読書家で、毎日一、二冊の本を必ず読了していたが、それが可能なのも、それだけしか眠っていないにもかかわらず、昼間少しの眠気も感じないからであった。ただ、読んだ本の内容は、すぐに忘れてしまうということであった。彼女の口癖は、「一度でいいから、朝までぐっすり眠ってみたいです」というのと、「早く永眠したいです」というものであった。通常の睡眠薬は、あまり効果がなかったが、比較的少量の非定型抗精神病薬で、五時間眠れるようになったと喜んでいた。その女性にとっては、五時間の睡眠でも、「こんなに眠れたことがない」ほどの睡眠だったのである。

(4)不適切な睡眠衛生

不規則な睡眠スケジュール、過剰な午睡や夕方以降の睡眠、睡眠の質を下げるさまざまな生活習慣は、しばしば不眠症の原因となる。これらは、医学的には、「不適切な睡眠衛生」と呼ばれる。不眠症の原因として、意外なほどに多いものである。中でも原因として多いのは、起床時間が一定していない、長すぎる昼寝、夕方以降の仮眠、遅くまで強い光を浴びることであり、体内時計の狂いをともなっている。もう一つ多いのは、カフェインなどの覚醒物質の不適切な摂取による影響である。

眠れない理由

二十代の既婚女性。寝つきが悪く、ときには明け方まで寝つけないことがあった。眠れていない日は朝が起きられず、家事もできなかった。睡眠導入剤を用いても、効果がある日とない日があった。記録をつけ、生活習慣を点検したところ、夫の仕事が休みの日に不眠になりやすいことがわかり、その原因として、夫と夕方に外出して、必ず喫茶店によってコーヒーを飲むことが浮かび上がった。昼以降のコーヒーを控えるように指示したところ、寝つきは格段によくなり、以降、睡眠の問題は解消した。

このケースのように、コーヒーを飲むといった至極当たり前の生活習慣も、人によっては睡眠に大きく影響していることがある。不眠の人では、カフェインに過敏傾向があることが多い。生活習慣を見直し、少し気をつけるだけで、ぐっとよい睡眠がとれるようになる。些細なことが、意外に大事なのだ。

質のよい睡眠をスムーズにとるためには、睡眠のよい習慣、すなわち睡眠衛生が重要である。これについては、後の章で詳しく述べたい。

第二節 昼間の眠気が目立つタイプ

(1)呼吸関連睡眠障害

睡眠をとっているはずなのに、昼間に強い眠気がみられる場合にしばしばひそんでいるのが、睡眠時無呼吸などの呼吸関連睡眠障害である。呼吸関連睡眠障害は、非常に頻度の高いもので、本人も気づかないうちに重度の寝不足状態に陥っている。昼間の著しい眠気の原因になるだけでなく、疲れやすさやだるさ、意欲や集中力の低下、高血圧、心疾患、突然死の重要な原因にもなる。閉塞性睡眠時無呼吸症候群と中枢性睡眠時無呼吸症候群、中枢性肺胞低換気症候群の三つのタイプがある。

閉塞性睡眠時無呼吸症候群は、一般に睡眠時無呼吸として知られているもので、肥満の人に多く、激しいいびきと十秒以上、通常は二十秒から三十秒続く呼吸停止が何度も繰り返されるのが特徴である。呼吸停止は一分以上に及ぶことがあり、そうした場合には、心室性の不整脈などが起きやすく、非常に危険な状態である。睡眠が深くなると、筋肉の弛緩が起き、気道が閉塞して呼吸ができなくなり、苦しくなって目が覚め、「息を吹き返す」ことを繰り返している。まさに慢性的な窒息を繰り返している状態にあり、いつ窒息死が起きてしまっても不思議はないのである。

深く眠るたびに目を覚まさせられるようなもので、睡眠剥奪実験の被験者になったに近い。そのため、本人は眠っているつもりでも、著しい睡眠不足が生じてしまう。大きな睡眠負債を抱えた状態で生活するため、昼間は常に睡魔に狙われており、ふと気が緩んだ瞬間に眠ってしまう。考えられないような状況でも、眠り込んでしまうのが特徴である。

ある四十歳の内科医は、女性の胸に聴診器を当てたまま眠り込み、女性の胸に覆いかぶさってしまったという。

よく眠っているはずなのに、日中強い眠気があるという場合に、もっとも疑わしい疾患である。太り気味で、いびきが激しい、血圧も高いとくれば、この疾患の可能性が極めて高い。

デメントが調査を行ったところ、トラックの運転手の七割に睡眠時無呼吸症候群が認められ、睡眠時無呼吸のある運転手では、事故率が高かったという。睡眠時無呼吸の人では、居眠り運転から事故につながる危険にさらされていると言える。

肥満の中高年に多いが、子どもにもみられる。子どもの場合、扁桃腺やアデノイドの肥大が原因となる。

中枢性睡眠時無呼吸症候群は、脳の呼吸中枢の活動が低下するために起きる無呼吸で、神経系の疾患や心不全などにともなってみられやすい。気道の閉塞がないため、閉塞性に比べて、いびきはそれほど強くないことが多い。苦しくなって何度も目覚めるということを繰り返す。睡眠薬を投与したりすると、呼吸中枢の活動をさらに低下させて、状態をさらに悪化させ、危険な場合もある。

中枢性肺胞低換気症候群は、無呼吸はみられないものの肺の換気不足が起こり、血中の酸素濃度が低下し、二酸化炭素濃度が上昇するものである。先天性のものは、新生児期から始まる重篤な難病で、後天性のものは、脳幹梗塞や脳炎、筋ジストロフィーなどの神経疾患にともなってみられる。いずれも、人工呼吸器による持続陽圧呼吸が必要である。

オンディーヌの呪い

睡眠時無呼吸という病名が広く一般にも知られるようになる前から、ヨーロッパでは、この疾患は、「オンディーヌの呪い」と呼ばれ、呼吸が止まって突然死する危険があることが知られていた。オンディーヌの物語は、オペラや演劇、バレエの題材にも取り上げられ、最近では劇団四季のミュージカルにもなった。

水の精オンディーヌが、ハンサムな若者ハンスに恋をしてしまう。オンディーヌはハンスと結ばれるために、不死の命を犠牲にして人間になることを選ぶが、一つの約束をさせられる。それは、二人の愛が真実でなくなったとき、相手の命を奪い、自分の記憶も奪われるというものだった。

オンディーヌとハンスは結ばれて、仲睦まじく暮らす。二人の間には息子も生まれた。だが、オンディーヌの容色が衰え始めると、ハンスは他の女に目移りするようになる。そんなある日のこと、オンディーヌは、どこからともなく、いびきの音がしているのに気づく。納屋の戸を開けて中をのぞいてみると、そこにはあられもない恰好で、近所の娘っ子を腕に抱いた夫の姿があった。オンディーヌは怒りに震えながら、裏切り者の夫に呪いの言葉を吐く。「もしあなたが再び眠ることがあれば、あなたの息は奪われるだろう」と。

この伝説から、眠ったまま呼吸が止まって亡くなった夫に対して、「オンディーヌの呪い」という言い方が使われるようになったのだが、高いいびきといい、ハンスが中年男性であることといい、この疾患の特徴をよく捉えていると言えるだろう。

ところが、いつの間にか、「オンディーヌの呪い」は、先天性中枢性肺胞低換気症候群のことを指すようになった。しかし、眠ると、息が止まって死んでしまう子どもの難病にこの言葉を用いるのは、その由来からしても、いささか不適切な気がする。妻の呪いで突然死する、中年の不埒な夫というほうが、まだしも救いがあるだろう。

(2)行動因性睡眠不足

日中の眠気が強い状態が認められるとき、睡眠障害による場合もあるが、むしろ多いのは、生活上の都合で睡眠を削っている場合である。医学的には、後者の状態を「行動因性睡眠不足」と呼ぶ。いわゆる「睡眠不足」である。睡眠時間を削れば、日中の眠気を生じるのは自然なことである。ところが、睡眠障害か睡眠不足（行動因性）かを見分けることは、意外に難しい。

たとえば、子どもの場合、生活状況や睡眠状態について家族も把握できておらず、本人もあいまいにしか答えないことがあり、朝が起きられない場合や日中の眠気が強い場合、どちらによるものか判然としないことがままある。

しかし、対処法は正反対なほど違うので、しっかり見極める必要がある。行動因性睡眠不足の子に睡眠薬を処方したりすると、もっと眠気がひどくなって、状態を悪化させてしまうのは言うまでもない。

トータルな睡眠時間や睡眠潜時（寝つくまでの時間）をできるだけ正確に把握するために、睡眠日誌（118ページ参照）をつけてもらうのが望ましい。入眠困難や途中覚醒、早朝覚醒などの睡眠障害の徴候がないかを確認する。行動因性睡眠不足だけで睡眠障害がないケースでは、睡眠潜時が短く、寝つきは良好で、途中覚醒や早朝覚醒もないか、あってもすぐ再入眠する。

大人でも、自分のこととなると、なかなか客観的に判断できないことも多い。明らかに睡眠不足が続いて、疲労や不注意がみられるのに、その原因が睡眠不足だと気づいていない場合もある。指摘されると納得できるのだが、日々の仕事に追われ、しかも寝不足が続いていると、自分がどういう状態かという判断力自体がしばしば鈍ってしまうのである。

行動因性睡眠不足でみられる疲労や不注意、気力の低下は、うつ状態と間違われることもある。行動因性睡眠不足をうつ状態と診断して、抗うつ薬を処方すると、余計に朝が起きられなくなり、意欲も低下してしまう。

行動因性睡眠不足では、何と言っても、適正な睡眠量を確保できるように生活リズムを整えたり、活動を整理したりする必要がある。

行動因性睡眠不足になりやすい人には、大きく分けて二つのタイプがある。一つは、完璧主義な人である。処理能力は高いのだが、すべてのことを手を抜かずにやろうとして、時間が足りなくなってしまう。また、向上心や好奇心から、多くのことに手を出しすぎて、空回りしているという場合もある。その場合、絶対必要なことかどうかを見極めて、生活を整理し、ほどよく手を抜くことを学んでいく必要がある。

もう一つのタイプは、ぼんやり型の人である。あまり意味のないことにぼんやり時間を使ってしまい、肝心なことができずに、時間だけがたっていくというケースだ。このタイプの人は強迫的な繰り返し行動に囚われることも多く、それに長い時間を費やしてしまい、どんどん寝る時間が遅くなってしまう。このタイプでは、一日のスケジュールを決めて、それを守る習慣をつけていくことが大事である。日課表をつくって壁に貼り付けたり、寝る準備に入る時間をタイマーで知らせるようにしたりすることが、リズムを保つのに役立つ。

行動因性睡眠不足に対する対処で重要なのは、ごく短い時間であっても、手の空いた時間に仮眠をとることである。仮眠時間は二十分以内で充分効果があり、三十分以上はとらないほうがよい。目を閉じてまどろむ程度でも、かなり良質の睡眠がとれる。睡眠負債が大きいだけに、短時間でも効率よく睡眠を補えるのだ。

(3)特発性過眠症

まず、具体例からみていただくことにしよう。これも、クリーブランド・クリニックの『ケース・ア・ウィーク』に紹介されている症例である。

眠り姫

四十七歳の女性の内科医が、長年続いている昼間の眠気を訴えて、睡眠外来にやってきた。眠気がとれない状態は、学生時代からあり、講義中にもよく居眠りをしてしまっていたという。「眠り姫」というニックネームまでもらっていた。眠気と居眠りがあまりにひどいので、医者になる夢を諦めようかと思い悩んだほどであった。子ども時代はどうもなかったが、大学生の頃から毎日一、二時間昼寝をしないといられなくなり、それに加えて、夜は八時間か九時間たっぷり眠っていた。休日は九時間から十時間眠ったうえに、一、二時間の昼寝を二、三度する。それだけたっぷり眠っているはずなのに、朝起きたときや昼寝から覚めたとき、まだ眠り足りない感じですっきりしない。眠気を抑えるためにカフェインに頼ったり、活発に運動をしたりしてきた。たくさん眠っていても寝つきはよく、十分とかからずに眠りに入ることができる。

この女性医師を苦しめてきた状態は、何なのだろうか。ロング・スリーパーだとも言えるが、十分眠っていても眠気がとれないという点が、いっそう厄介だ。

実は、この女性を苦しめている病気は、「特発性過眠症」と呼ばれるもので、長い眠りを必要とする疾患なのである。常染色体優性遺伝をする遺伝性の疾患で、二十五歳までに発症する。つまり、親のどちらかが同じことで悩んでいたはずである。

昼間、猛烈な眠気に襲われる疾患に、もう一つナルコレプシーという病気があるが、ナルコレプシーのように入眠時幻覚が現れたり、体が麻痺したり、固まったりする症状は認められない。また、ナルコレプシーの発作的な睡眠は三十分以内が多く、二時間も眠ることはない。

怠けや寝不足と誤解され、仕事や学業にも影響が出やすいが、一般の医師にもあまり知られておらず、正確な診断がほとんどされていない疾患の一つである。

治療には、中枢神経刺激剤のモダフィニルやリタリンなどが有効で、薬が合えば、生産性や活動性を大幅に改善することができる。確かな診断が前提になるので、まず専門医のいる睡眠外来を受診することである。

特発性過眠症よりも、比較的頻度が高いのは、月経周期と関連した過眠症である。

また、過眠を来す疾患に、クライネ・レヴィン症候群がある。これは、一定の周期で一年に何回か過眠の時期が現れる反復性の過眠を特徴とし、その時期には二十時間近くも眠る。また、過眠の時期には、本能的な欲望がコントロールできなくなるのも特徴で、大食と睡眠過多のために肥満したり、特に男性では、過剰な性欲のため、見境なくセックスや自慰行為を行ったりすることもある。精神的にも不安定になり、うつやイライラ、衝動的な行動、ときには幻覚がみられることもある。

双極性障害や非定型うつ病でも、うつの時期に過眠がみられやすい。非定型うつ病では、過食や衝動性のコントロールにも問題がみられる。これらは生物学的なメカニズムに共通する部分があると考えられる。

（4）概日リズム睡眠障害

概日リズム睡眠障害は、体内時計のずれによって起きる睡眠障害で、睡眠障害の原因として非常に多いものである。特に十代から二十代の若い人に多い。若い人では、不眠というよりも、朝が起きられないという形で問題が出てきやすいので、こちらで取り上げたが、もちろん入眠困難といった不眠の原因ともなる。逆に体内時計が先に進みやすい高齢者では、早朝覚醒の原因となる。

そもそも夜間も光を浴びて暮らしている現代人の体内時計は、二十四時間よりも一時間ばかり長い周期をもつため、睡眠時間帯を維持する努力をしないと、どんどん時間帯が後ろにずれていく。こうしたタイプを睡眠相後退症候群（DSPS）と呼ぶ。

それに対して、中には睡眠相が早くなってくる睡眠相前進症候群（ASPS）と呼ばれるタイプもあり、こちらは老齢の人に多い。

若い人が夜に目が冴えて寝つけず、朝起きられないという場合や、高齢者が夜中や朝早くに目覚めてしまうという場合には、この障害の可能性を念頭に置く必要がある。

目覚まし時計二つでも起きられない

二十代の男性が、極度の朝の眠気と起床困難を訴えて、睡眠外来にやってきた。目覚まし時計を二つセットして、両方が鳴り続けているのに起きられないという。親の助けを借りて、どうにか起きている。しかし、何とか目覚めても、一、二時間は頭はぼんやり、体はぐったりして何もする気になれない。そうした状態が、大学時代から続いているという。大学時代は、授業中が眠くて集中できず、居眠りすることも始終だった。特に午前中の授業はダメで、休んでしまうことも多かった。

就職してから、そういうわけにはいかなくなり、六時に起きているが眠気がひどくて、仕事中も眠ってしまいそうになる。夜は元気で、頭が冴えてくる。十二時過ぎに床に就くが、寝つきはよい。翌朝の眠気がましになるように早く床に就いてみたこともあるが、そうするとなかなか眠れず、結局、夜中まで寝つけないので同じことになってしまう。週末は午前二時か三時まで起きていて、昼近くまで眠っている。

睡眠相が遅れてしまう

典型的な概日リズム睡眠障害のケースである。このケースは、睡眠相が遅れる睡眠相後退症候群で、眠くなる時間と目が覚める時間が遅くずれ込んでいる。そのため深夜にならないと眠れないし、昼頃にならないと目が覚めない。いわゆる夜型の睡眠パターンになっている。自分のリズムで生活すればいいのであれば、睡眠にたいして問題はないが、社会生活のリズムと合わせようとすると、大変な困難に出合うことになる。

朝起きるために、目覚まし二つどころか、四つもセットしていたというケースもある。そうした問題を抱えたことがない人からみると、冗談のように思えるかもしれないが、当人たちにとっては、とても深刻な事態で、必死の努力の表れなのである。

週末には明け方近くまで起きていて、昼過ぎまで眠るということも多いが、それがいっそう睡眠相を遅らせてしまい、夜型を強めてしまう。休日でも、同じリズムで生活するように心がけることが大事である。睡眠不足を解消するために、一時間程度起きる時間が遅くなるのはやむを得ないが、それ以上は避けたほうがよい。

【概日リズム睡眠障害への対処法】

概日リズム睡眠障害の改善の決め手となるのは、光線を浴びる時間帯である。朝が起きられない場合には、朝早くから寝室に光が明々と差し込むようにするとよい。一方、夕方以降は、強い光を浴びることは避けたほうがよい。テレビを見たり、パソコンをしたりする時間を減らし、特に夜九時以降に明るい画面を見ることは極力控える。外出や散歩も、午後遅くよりは、できるだけ早めの時間帯、できれば午前中に行うとよい。

朝起きるとすぐに、一万ルクスくらいの明るさの光線を、一時間程度浴びる高照度光療法も行われる。晴天のときの戸外の明るさは、十万ルクス以上であるから、朝一番に外に出て三十分以上過ごすことができれば、同等以上の効果がある。

遮光カーテンは、概日リズム睡眠障害の原因となり得る。特に夜型になりやすい十代から二十代の若者では、遮光カーテンの使用は避けたほうがよい。遮光カーテンを布カーテンにしたり、カーテンを開けるようにしただけで、朝の目覚めがよくなることはしばしば経験する。シャッターや雨戸も同様で、保安面に問題がなければ、朝が来ても部屋が真っ暗のままという状態は、できるだけ避けたい。

徐々に部屋が明るくなっていくことで、脳は目覚めの準備をしていく。光がさえぎられていると、自然な目覚めが訪れにくいし、急に明るくなっても、脳はまだ眠りから覚めきらないため、眠気が残りやすい。

逆に早く目が覚めて困るという場合は、寝室を暗めに調節する必要がある。遮光カーテンやシャッターも有効である。

しかし、季節によって部屋の明るさは変化するため、カーテンの開き具合を微妙に調節しながら、ちょうど起きやすいようにコントロールするとよい。

実際にやってみれば、カーテンの開き具合がわずかに違うだけで、目覚めやすさが大きく異なることに驚かれるだろう。調節が容易という点では、ロールスクリーンが便利である。

生活習慣が非常に大事だが、それ以外に治療としては、高照度光療法やビタミンB_{12}の投与がある。高照度光療法は、五千〜一万ルクスの光を毎朝一時間程度浴びることにより、体内時計の遅れを修正するものである。ビタミンB_{12}は、通常のビタミン剤に含まれている程度を服用しても効果がなく、比較的大量に服用する必要があるので、専門医に相談したほうがよい。

交替勤務の人にも多い

概日リズム睡眠障害は、交替勤務や時差にともなっても認められる。しかし、これは、むしろ正常な反応とも言え、体内時計が狂いにくい人では、逆に症状が強まってしまう。

昼夜のリズムを勝手に変えてしまう環境に、体内時計がついていけないのである。しかし、時差のある環境や交替勤務に素早く順応できる人もおり、体内時計の調整に時間がかかる人で、問題が生じやすいと考えられる。

慣れとともに、ある程度改善してくることもあるが、逆に眠気や疲れがひどくなるような場合には、先天的に体内時計の順応性が低いと考えられ、健康の観点からも、重大なミスを予防する観点からも、他の働き方に変えたほうが賢明だろう。

交替勤務や夜勤が多く、しかも高い緊張を強いられる職業の代表は、医療に関係する職種である。多くの勤務医は、劣悪な睡眠環境での労働を強いられており、事故の原因にもなる。パイロットや長距離ドライバーも同じである。

日本とアメリカ西海岸間の夜間便に乗務するパイロットを対象に、航行中の脳波を測定したところ、十数秒とはいえ、短い居眠りが何度も記録されたという。九名のパイロットのうち五名が、もっとも緊張する着陸前の十分間にも、短い間眠ってしまっていた。中には着陸直前の三十秒の間にも、短い居眠りがみられたという。ドライバーや医療関係者も、そうした危険を抱えて仕事をしている。それを防ぐ対策としては、短い仮眠が、注意力の回復に有効とされる。

(5)ナルコレプシー

ナルコレプシーは、突然襲ってくる抗しがたい眠気(睡眠発作)や、突然両方の手足から力が抜ける発作(脱力発作、カタプレキシー)などを特徴とする疾患で、昼間の激しい眠気がある場合に考えなければならない疾患の一つである。最初に現れる症状が、昼間の強い眠気だけということも多い。二、三年とたつうちに、脱力発作も加わってくるという経過をたどる。睡眠発作は毎日起こり、十五分から二十分程度で覚醒するが、しばらく眠気が残っていることが多い。二割~四割の人で、眠りに落ちた直後(入眠時幻覚)や目覚めのとき(出眠時幻覚)に、鮮やかな夢幻様の幻覚を見る。ただし、入眠時幻覚や出眠時幻覚は、一般の健常者でも一割程度の人が経験するとされる。

ナルコレプシーの病気の本態は何かと言えば、通常なら長い前段階を踏まなければ現れないレム睡眠が、急激に現れてしまうのである。普通はレム睡眠が始まるまでには、ステージ1からステージ4のノンレム睡眠が先に来るので、一時間半くらいはかかる。ところが、瞬時にレム睡眠に入ってしまうのだ。そのため、現実と切れ目なく夢を見る状態に移行してしまう。それが入眠時幻覚の正体である。

また、レム睡眠の状態では、手足の筋肉は弛緩した状態になる。金縛りにあったとき手足が動かないのは、意識はあるものの、脳がレム睡眠の状態にあるためだ。金縛りは、医学的には睡眠麻痺と呼ばれ、半数くらいの人で一生に一回以上は経験する。ナルコレプシーの人では、半数くらいの人で睡眠麻痺がみられ、夢幻様の幻覚と睡眠麻痺が同時に起きると、非常に強烈で、戦慄すべき体験になる。

金縛りの状態が、目覚めているときに突然襲ってくるのが「脱力発作」である。脱力発作に襲われると、手足を動かすことはできないが、金縛りと同様に意識はあり、数秒から数分で回復する。床に倒れ込むといった明白なものから、瞼や顎が下がるだけで周囲からは居眠りしている程度にしかみえないものまである。

特定の引き金によって脱力発作が誘発されることがある。楽しいときや笑ったときなど、強い情動にともなって現れやすく、「情動脱力発作」とも言われる。

薬物療法が有効

リタリンなどの中枢神経刺激剤が有効だが、副作用の点で問題があった。フランスで開発されたモダフィニルは副作用が少なく、耐性や依存性も認められていない。覚醒作用を有する、非常に安全な薬剤との評価が定着してきている。日本でも、モダフィニル（商品名モディオダール）が承認され、ナルコレプシーの患者に限って使用できるようになった。余談だが、この薬は、軍隊が、夜間の戦闘に際して、湾岸戦争などで用いたとされる。

第三節　睡眠中に異常行動がみられるタイプ

(1)レム睡眠行動障害

レム睡眠のとき、人は夢を見ているが、このとき、通常は大脳皮質から随意筋への指令が遮断され、手足の筋肉は弛緩し、随意筋麻痺の状態にある。したがって、夢の中で何をしようが、それが行動となって現れることはない。安全のためにも、休息のためにも、それは重要なことだと言える。

ところが、一部の人では、この遮断がうまくいかない。そのため、夢の中での行動が、そのまま手足の動きとなって現れる。誰かを蹴飛ばす夢を見れば、実際に、足がキックする動作をする。それも、思いっきりだ。誰かと戦う夢を見ているときには、パンチを食らわせたり、首を絞めたりすることもある。実際に、隣に眠っている人に大ケガを負わせてしまう事例も発生している。

手足の動きだけでなく、寝言もよくみられるものである。夢の中で口にしている通りの言葉を実際に喋ったり、叫んだりする。レム睡眠という比較的浅い眠りなので、自分で叫んだ瞬間に、その声で目が覚めたり、蹴飛ばした瞬間に、痛みで我に返ったりする。

しかし、重症のレム睡眠行動障害では、眠りからすぐには覚めず、そうした行動がしばらく続けられることもある。隣で寝ている人にとっては、恐怖の瞬間が長く続くことになる。

こうした症状は、普段は別条なく眠れる人でも、ストレスが高まった状態では出現することもある。

治療としては、レム睡眠を減らし、筋肉の緊張や不安を抑える薬剤が有効で、クロナゼパム（商品名ランドセン、リボトリール）がよく使われる。

(2)夢遊病と夜驚症

夢遊病は、医学的な正式診断名は睡眠時遊行症といい、一割〜三割の子どもに一度は睡眠時遊行がみられるという。二、三パーセントの子どもで頻繁にみられ、この場合に睡眠時遊行症と診断される。四〜八歳の間から起こり始め、中学校に入る頃をピークに自然に収まり、多くのケースでは十五歳までに消失する。睡眠時遊行症は遺伝性があり、子どもに認められる場合、親もそうだったということが多い。レム睡眠ではなく、ノンレム睡眠で起きるのが特徴で、本人は深い眠りの状態にある。大脳皮質は休んだ状態にあり、そのため意識も記憶もない。夢を見て、夢の中で何かしているわけでもない。したがって、「夢遊病」という名称は当たらないということになる。

七歳の男の子が、医療機関に連れてこられた。この二カ月ほど前から、奇怪な行動をとるようになっているという。夜中に起き出して家の中を歩くのだが、声をかけても答えず、魂の抜けたようなぼんやりした顔で歩いているさまは、まるでゾンビのようだという。本人も、目が覚めると居間や両親の部屋にいるので戸惑っているが、夜中のことはまったく覚えていない。脳波検査でも異常は認められない。

典型的な睡眠時遊行症のケースである。夜中に歩いていたときのことをまったく覚えていないという健忘症状がみられるのと、声をかけても反応しないが、障害物などは避けながら歩くのが特徴である。しかし、ときには興奮や破壊的行動をともなったり、窓から飛び出そうとするなどの危険な行動がみられる場合もある。

まず、安全を確保することが第一である。多くは、自然軽快するが、二割ほどは大人になっても残るとされる。クロナゼパムなどのベンゾジアゼピン系薬剤や抗うつ薬が有効な場合がある。

夜驚症《やきょうしょう》は、睡眠驚愕障害ともいい、眠っている途中で、突然、恐怖の叫び声をあげることを繰り返すもので、強い恐怖と混乱に囚われており、落ち着かせようとしても、こちらの言うことが耳に入らず、しばらく混乱が続き、多くの場合には再び眠ってしまう。翌朝起きたときに、そのことを尋ねても、本人はまったく覚えていないか、ぼんやりとしか記憶がない。毎晩のように繰り返され、ときには一晩に何度も起きることもある。そのため、家族のほうが困り果ててしまうということが多い。

夜驚症も、レム睡眠ではなく、ノンレム睡眠で起きると考えられており、そのため夢を見たというよりも、もっと生理的で情動的な恐怖に囚われた状態だと言える。何か悪い夢を見たのかと尋ねても、思い出せないのはそのためだ。いわゆる悪夢がレム睡眠で起きるのと、その点が違っている。かなり深い眠りにあるため、落ち着かせようとしても意識はもうろうとしたままで、そのまま睡眠に戻っていく。

睡眠時遊行症も、夜驚症も、ノンレム睡眠で起きるため、ノンレム睡眠の多い、睡眠の最初の三分の一の時間で起きやすい。明け方よりも、まさに深夜に、家族は恐怖の叫びにたたき起こされることになる。

いずれも、目覚めさせようとすると、かえって興奮や混乱を強め、逆効果になりやすい。また、翌日、本人に自覚させようと、前夜のことについて「話し合い」をすることは、かえってストレスになり、本人の自己評価を低下させかねない。

十分な睡眠をとり、早めに眠る習慣をつけることが、改善につながりやすい。また、睡眠時遊行にしろ、夜驚にしろ、睡眠の最初の三分の一の時間で起きやすいので、午後九時までに眠るようにすれば、家族も対処がしやすい。夜驚症は大部分が自然軽快するので、夜驚症だけの場合は、薬物療法は行わないことが多い。

(3)むずむず脚(レストレス・レッグズ)症候群

むずむず脚症候群は、寝床に入ったときに足がむずむずして、ごそごそ動かし続けるもので、悪化すると睡眠障害をともなうこともしばしばである。伸ばしたり折り曲げたり、四の字に組んでみたりを際限なく繰り返す。昼間起きているときも、足のむずむず感がある場合もあるが、夜間眠るときに強まりやすく、そのため、慢性不眠症の原因として意外に多いものである。高齢者の男性に多い。

元会社員の男性は、五十代の頃から、夜になると、足に小さな虫が這い回っているようで、むずむずして、動かさずにはいられないようになった。足のむずむずは部屋の中を歩き回ったりすると、少しましになるが、横になってじっとしていると、また、むずむずしてきて、足をもぞもぞ動かしたくなる。六十代になった頃から、眠ってもよく疲れがとれないと感じるようになり、理由もなく目覚めるようになった。睡眠ポリグラフ検査で、眠るまでの間だけでなく、眠っている間も、足をしょっちゅう動かしていることがわかった。

【むずむず脚症候群への対処法】

治療としては、七割のケースで薬物療法が有効であるが、どの薬が有効かは個人差が大きい。①ドーパミン受容体刺激剤（レボドーパなど）、②ベンゾジアゼピン系（ジアゼパムなど）、③抗てんかん薬（カルバマゼピンなど）などが用いられる。ただし、ドーパミン受容体刺激剤は、一時的に効いていても、その後、再発して、症状がきつくなることがある。薬物療法以外には、足をこすったり、温湿布で温めたりすることが有効な場合がある。

むずむず脚症候群は、鉄欠乏や葉酸欠乏、妊娠、腎不全（透析中）、糖尿病による末梢神経障害、抗精神病薬などの副作用で生じることもある。その場合は、原因に応じた治療が必要である。

周期性四肢運動障害

むずむず脚症候群に似ているが、睡眠中にだけ起きる点が異なっている。眠っている間、一定周期（数十秒程度の決まった周期を示す）で、かなり頻繁に、足や膝や腰、ときには腕を動かす。そのため目が覚めてしまい、不眠の原因になる。六十五歳以上の高齢者の四割に認められるとの報告もあり、あまり知られていないが、高齢者の不眠の原因として、重要なものである。

ＳＳＲＩや抗うつ剤などの薬剤が原因となることがある。カフェインは悪化要因となる。治療は、むずむず脚症候群に準ずる。

第五章　不眠症を克服する

第一節　よい眠りをとるための生活習慣

不眠を防ぐライフ・スタイル

不眠症の原因として重要なのは、ストレスとライフ・スタイルである。ストレスは、自分の心がけだけではコントロールできない場合もあるが、ライフ・スタイルは、自分の自覚と努力で変えていくことができる。不眠症を防ぐ生活習慣を身につけることが、不眠と縁を切るうえで非常に大事である。また、そうしたライフ・スタイルをもつことは、ストレスに対する耐性も高める。

睡眠状態を良好に保つための生活習慣について正しい知識をもち、日々実践することは、あらゆる不眠症の予防と改善に役立つ。

寝室、寝床の環境はOKか

良好な睡眠をとるためには、まず、静かで快適な寝室、寝具の状態が自分に適したものであることが重要である。寝具の硬さ、厚み、重さ（重すぎても寝苦しいが、軽すぎても包まれている安心感が得られない）、保温性、枕の高さ、硬さなど、わずかな違いも睡眠に影響し得る。

特に重要なのは、静かさ、明るさ、温度である。不眠症の傾向がある人では、音に過敏なことも多く、騒々しい環境は睡眠にとって脅威である。騒音は、不眠の原因になるだけでなく、慢性的なストレス要因になるので、引っ越しなどに際しては、よくチェックする必要がある。今住んでいる住居に騒音問題があって、不眠の原因となっているときは、ペアガラス、二重サッシにするなど防音措置を講ずるか、場合によっては転居も検討する。

明るさについては、寝つきのいい人では、いきなり真っ暗にしても、まったく問題ないが、寝つきの悪い人では、一気に真っ暗にしてしまうよりも、少し薄暗い中間段階を置いたほうが、入眠への移行がスムーズになる。

テーブルライトやダウンライトだけをつけて、少し薄暗くした部屋で音楽を聞いたり、読書をしたりして過ごし、少し眠気が来てから明かりを消すというのもよい方法である。

意外に睡眠に影響するのは、部屋の温度や寝具の温度である。寒すぎるのも眠気を妨げるが、暑すぎることも寝つきを妨げたり途中覚醒の原因になる。

寝具の温度にこだわったフランクリン

印刷業で成功し、政治家や科学者として活躍し、アメリカ独立戦争の際の外交官としてアメリカの独立にも貢献したベンジャミン・フランクリンは、不眠症で悩まされたことで知られている。フランクリンの場合は、寝具の温度にうるさく、ベッドが温まりすぎると、窓を開け放って、寝具を冷やしてから、再び横になったという。

『トム・ソーヤの冒険』などで知られるアメリカの小説家のマーク・トウェーンも、室温が高すぎると眠りにくくなる体質であった。眠れずにイライラして、枕を放り投げたら、ガラスが割れて、外から涼しい風が入ってきたせいか、ぐっすり眠れたという。

だが、目が覚めてみると、そこは友人の家で、しかも割ったのは窓ガラスではなく、本棚のガラス戸だった。どうやら作家は、睡眠のこととなると、我を忘れてしまうところがあったらしい。

不眠症の人には、そうした傾向は珍しくない。普段は穏やかな人が、睡眠のこととなると人が違ったように必死になり、睡眠薬を手に入れるためなら、何でもしかねないほどの心理状態になることもある。

寝室やベッドは眠るとき以外には使わない

スムーズに睡眠に移行するためには、入眠へのプロセスが条件反射的に進む必要がある。つまり、寝るときには、決まった手順や決まった刺激が与えられるようにして、ある条件が整うと、自動的に脳が眠りの態勢に向けて用意を始めるようにする。ある場所で、ある一連の行動をすると、眠りが来るという習慣をつくっていく。そのために守ったほうがよいことの一つは、寝室やベッドは、夜眠るとき以外はできるだけ使用しないことである。ベッドで仕事をしたり、テレビを見たりということは、避けたほうがよい。

逆に、他の場所、たとえばリビングのソファーの上やコタツの中で眠ることも避ける。夜眠るときは、必ず、決まった寝室やベッドで寝るようにする。

寝る前に音楽を聞いたり、読書をするという場合も、寝るときにだけ聞く音楽、寝るときにだけ読む本というのが決まっているほうがよい。

さまざまな睡眠儀式

睡眠に対して不安が強い人では、眠る前に決まった作法や儀式的な行動を行わないと眠れないという人が、しばしばいる。これは睡眠儀式と呼ばれる。これも、睡眠のときに決まった条件をつくり出そうという努力の一つだと考えられる。一定の条件下で、ようやく安心して眠りというプロセスが起きやすくなる。

たとえば、『デビッド・コパーフィールド』『クリスマス・キャロル』などの作品で知られるイギリスの小説家チャールズ・ディケンズも、不眠症に悩まされた一人だが、彼にも独特の睡眠儀式があった。ベッドは頭が真北を向いた方角でなければならず、ちょうどベッドの真ん中に眠らないとダメだった。ディケンズは両手を伸ばして、体がベッドのセンターライン上にくるように調節して、ピタッと体の位置が決まると、ようやく安心して眠ることができた。

眠りやすい姿勢「獅子眠」とは

眠りに入る姿勢も重要だ。自分の一番眠りやすい姿勢は、目が覚めたときの姿勢であることが多い。布団の重みが気になるといった神経質な人やいびきが激しい人では、仰向《あおむ》きの体位よりも、横に体を向けたほうが眠りやすいことが多い。

東洋医学の叡智を結集したことで名高い貝原益軒の『養生訓』にも、「夜ふすには必ず側《かたわら》にそばたち、わきを下にしてふすべし。仰のきふすべからず。仰のきふせば気ふさがりて、おそはるゝことあり。むねの上に手をおくべからず。寝入て気ふさがりて、おそはれやすし（夜寝るときは、かならず側臥位で寝ないといけない。仰むきはいけない。仰むきに寝ると、気がふさがって、うなされることがある。胸の上に手をおいてはいけない。寝いってから気がふさがってうなされやすい）」（貝原益軒『養生訓』現代語訳は松田道雄訳による）とあり、仰向きよりも横向きに寝ることを勧めているが、これは、いびきや睡眠時の気道閉塞を防ぐのにも役立ち、腰にも負担が少なく、医学的にもメリットの多い方法だと言える。

『養生訓』には、眠るときの姿勢について、もう一つヒントになることが書かれている。それは「獅子眠《ししみん》」というもので、横向きになって、膝を曲げ、両足を縮めるようにして眠るという方法で、いよいよ眠るという段になって、この姿勢になるとよいと書かれてある。実際、「獅子眠」の姿勢は、とても眠りやすい。この姿勢が眠りやすいのは、胎内にいたときの姿勢に近いからだろう。

寝る時間、起きる時間を一定にする

体内時計を狂わさないためにも、また、入眠の条件反射的プロセスをスムーズに進めるためにも、同じタイミングで生活するように心がけたい。体内時計の中で、もっとも短い周期のウルトラディアン・リズムは、一時間半という短いサイクルをもつので、三十分ずれてしまうと、眠気の来方が全然違ってくる。いつも十一時半に寝ていたときには、寝つきがよかったのに、十二時に寝たら、急に眠れなくなったということは、このウルトラディアン・リズムとのずれによって起きる。眠りのタイミングを一度逃してしまうと、次の眠気のピークが来るまでの一時間半くらいの間、寝そびれてしまうということが起きやすい。

しかも、いったんずれ始めると、それは数日尾を引くことも多い。昨夜よく眠れなかったからと、朝寝をしたり、昼寝をしたりすると、リズムがガタガタになり始める。こういう場合も、慌てず騒がず、同じ時間に起きて、いつも通りに生活したほうがよい。多少眠くても、余分に昼寝をしたりすると、それこそ、もっと被害が広がることになる。

努力しても、寝る時間をぴたりと一定にすることはできないが、起きる時間を一定にすることは、それなりに努力すれば可能である。体内時計のリズムを保つうえで、同じ時間に起きるということが特に重要である。

週末や休みの日にも、同じ時間に起きるようにすることが、リズムを狂わさないポイントである。

規則正しい運動とバランスのよい食事

日中の規則正しい適度な運動は、良好な睡眠を促す効果がある。ただし、夜間の運動や激しすぎる運動は、逆に脳や体を活性化させ、交感神経が優位な状態をつくり出すことで、かえって眠りにくくしてしまう。また、寝る間際の大食は、夜中に胸焼けや胃部不快感で、眠りが浅くなる一因となる。

心を落ち着かせる働きのある伝達物質セロトニンは、アミノ酸の一種トリプトファンから合成されるが、トリプトファンは、ナッツ類や種子、チーズ、牛乳などに多く含まれている。ナッツやヒマワリの種などをとることは、うつの予防や安眠に間接的に効果が期待できる。ただ、トリプトファンだけをいくら摂取しても、炭水化物が不足していると取り込まれにくいため、ほどよく炭水化物もとる必要がある。ダイエットのために、極度に炭水化物の摂取を避ける場合があるが、それは、うつや不安、不眠の原因にもなる。

安眠物質のメラトニンの原料となる物質も、チーズやカボチャの種、鶏肉などに豊富である。

牛乳は安眠効果があることが知られるが、トリプトファンを豊富に含んでいることからも、よい効果が期待できる。空腹を抑える効果もあるので、夜おなかが空いて眠れないときなどには、最適の飲み物である。

食事と睡眠の関係は、短い睡眠で過ごさねばならない人にとっても重要である。経験的によく知られていることだが、食事をたくさんとると、多くの眠りを必要とするようになる。音楽家の三枝成彰《さえぐさしげあき》氏は、かつて一日三時間しか眠らないで作曲できる秘密を、一日一食しかとらないことだと述べていた。彼によると、一食食べるごとに、人は三時間眠らないといけなくなるという。一日一食で暮らしていたという点では、あの哲学者のカントも同じであった。彼は夕食をとらなかった。というのも、彼は夕方六時から十時十五分前まで読書をする習慣になっており、夕食をとると、その時間に眠気がさして、集中を妨げてしまうからである。

頭を冴えさせようと思えば、たらふく食べていたのではダメなのである。

また、温かいお風呂で体を温めることは、安眠効果がある。リラックス効果とともに、いったん温められた体が冷まされて体温が下がっていき、眠りを誘発しやすくなるためである。夜間、メラトニンの分泌が活発になることで体温が下がるが、このタイミングと合うと、いっそう眠りに入りやすい。湯上がりの直後は体温がまだ上がっているため、かえって眠りにくい。寝る直前に入浴するよりも、少し早めに入浴し、火照りが落ち着いてきた頃に床に就くのがよいとされる。夏場では二、三時間前、冬場は一、二時間前が一つの目安である。

午後以降のコーヒーは厳禁

夜、コーヒーを飲んでも、まったく睡眠に影響のない人も多い。しかし、不眠症がある人では、神経過敏の傾向があり、カフェインに敏感なことが多い。カフェインは、神経細胞の中のカルシウムの濃度を高める作用があり、それによって神経細胞の興奮性が高まる。その作用時間は、かなり長く、敏感な人では二十時間も持続する。つまり、昼食のときに飲んだコーヒーが、翌朝まで影響することがある。カフェインに過敏なことが多い不眠症の人では、少なくとも半日程度は影響が出ると考えて、飲用時間を考慮したほうがよい。できれば朝だけ、せいぜい昼食までが安全限界である。午後三時頃飲むと、夜中の二時、三時まで眠れなくなっても、まったく不思議はない。

コーヒーがもっとも影響しやすいが、緑茶も覚醒作用が強く、不眠傾向のある人では影響が出る場合がある。それ以外にも、カフェインや刺激物質が入った飲食物、たとえばコーラやチョコレートを一日の後半に摂取するのは、避けたほうが無難だろう。タバコに含まれるニコチンも覚醒作用がある。喫煙する人では、寝る間際にタバコを吸うことは避けたほうがよい。

ホットミルクのような温かい飲み物は、安眠効果がある。先述したように牛乳には、安眠効果とともに、空腹を緩和してくれる作用もある。

寝酒は長期的には逆効果

不眠のとき、一般によく使われる「眠剤」は、アルコールであろう。実際、アルコールは、GABAという抑制性の神経伝達物質に作用する点で、これまで一般的に使われてきた睡眠薬と共通する作用機序をもつ。

ただ、アルコールは、急激に血中濃度が上がり、急速に代謝されて血中濃度が下がるという特徴がある。そのため寝つきがよくなる場合でも、早く目が覚めやすくなる。

また、飲酒をした時間とベッドに入る時間の間に、ある程度間隔が空くと、血中濃度が下がってくる時間帯に眠ろうとするため、かえって眠りにくくなる。気道が閉塞しやすい人では、睡眠時無呼吸を悪化させ、眠りを浅くする原因にもなる。

さらに困るのは、アルコールは短時間作用型の睡眠薬と同じように依存性が強く、それに頼るようになってしまうばかりか、あっという間に耐性ができて、量を増やさないと効果がなくなってしまうということである。そして、量が増えてくると、翌朝の体調や気力に影響する。うつ状態を引き起こす重要な原因の一つでもある。また、肝障害や肥満、高血圧、糖尿病、またビールでは痛風の悪化要因ともなる。

アルコールを寝酒に使うよりは、自分に合った睡眠薬を適正に使うほうが、害がずっと少ないと言えるほどである。

寝床で考えたり、予定を立てたりしない

不眠症の人には、寝床で考える習慣がある人が多い。直面している問題について、横になってから考えたり、明日の予定を考えたりする。過去について思い悩むにしろ、将来のことについて考えをめぐらせるにしろ、あるいは、もっと抽象的な問題について考えるにしろ、こうしたすべての習慣は、睡眠の大敵である。この習慣を止めるだけで、不眠症は大幅に改善する。

そう言うと、眠れないから考えるのだという答えが返ってくるかもしれない。私自身、不眠症だった頃は、そう思っていた。どうせ眠れないので、考えていたほうが、まだ時間が有効に使えるとか、眠っている間に考えるといいアイデアが浮かぶのではないかと期待したりしていた。

しかし、考え出すと、際限がなくなるもので、頭はどんどん興奮して、余計眠れなくなるということが多かった。寝ながら考えたアイデアなど、たいてい非現実的な、使い物にならないもので、生産性の点でもあまり優れているとは言えない。少なくとも、私の場合は、そういう習慣を止めてから、仕事の生産性も上がり、作家としても活動するようになった。

止めたくても、勝手に考えてしまうという人もいるだろう。私も、そう思っていた。だが実際には、少し訓練すれば、考えることを止められる。その方法については、後でもう少し詳しく触れたい。

眠る一時間前にはテレビ、パソコンを消す

もう一つ大切なことは、睡眠にスムーズに入っていくためには、脳は徐々に活動を低下

させていかねばならないということだ。眠る直前まで活発に働いていて、急に眠りなさいと言っても、なかなか難しいのである。

眠りたい時刻の一時間前には、できればテレビやパソコン、勉強といったことを終わりにしたいものである。そういう習慣をつけ、テレビのスイッチを切り、パソコンをスタンバイにするだけで、脳は眠りに向けた態勢に入りやすくなる。それから眠るまでの時間はリラックスタイムとして用い、少し明かりを落とした部屋でゆったりとした音楽を聞いたり、気楽な本を読んだりするのもよいだろう。ここから休息の時間が始まったと、脳に認識させることが大事なのである。

直前まで画面を見ていたり、頭をフル回転で使っていたりした場合には、どうしても寝つきが悪くなってしまう。

哲学者のカントは、夜十時に寝る習慣だったが、その十五分前には、読書を止めることにしていた。彼は直前まで頭を使うようなことをすると、眠りにくくなることを経験的に学んで、そうならないように実践していたのである。

中には、何か音がしていないと、かえって神経が過敏になって寝つきにくいという人もいる。そうした人の場合には、寝るときにかけるＣＤを決めておくとよいだろう。その場合も、歌詞のないクラシックなどがよい。

時計を見えるところに置かない

眠れない人ほど、時間が気になるものである。もう一時間も眠れていないと思うと、余計にあせってしまう。明日のことを考えて、このまま眠れないと、大変だと思ってしまう。それで余計に眠れなくなる。見えるところに時計がかかっていて、カチカチ音を立てていたり、蛍光の針が光っているのを目にしたりするのは、百害あって一利なしである。時計を目や耳に入るところに置かないことも大切だと言える。

寝つけそうにないときは仕切り直すのも一法

横になっていても、目が冴えるばかりで、いっこうに眠気が来ないという場合がある。最近の研究の多くは、そうした場合、いったん起き出して、他のことをして過ごし、眠気を感じてから、再び眠ろうとしたほうがいいと勧めている。布団の中で悶々とし続けると、かえってストレスが高まるだけでなく、結果的に入眠するまでの時間も長くなってしまう。もちろん、脳を興奮させたり、強い光を浴びるような活動はいっそう眠気を遠ざけるので禁物である。

文豪アレクサンドル・デュマの場合

『三銃士』や『モンテクリスト伯』などの大作ロマン小説で名高いフランスの小説家アレクサンドル・デュマも、ひどい不眠症に苦しめられたことで知られている。さまざまな方法を試みたが、いっこうに改善せずに困っていた。そんなデュマに、ある有名な医師が助言をした。その通りにやってみると、それまでの不眠がウソのように、デュマは、ぐっすり眠れるようになった。その方法というのは、眠くなるまでベッドに入ってはいけないというものだった。

ただし、翌日に特に体力や気力を必要とするような重要なイベントを控えているような場合には、この方法はあまりお勧めできない。

眠気が来るのを待って起きていても、眠気が来ず、寝ついたのが明け方ということになる危険もあるからだ。その場合、翌日は強烈な眠気と寝不足で、悲惨な状態になりかねない。

たとえ一睡もできなくても、横になって、目を閉じておくことが、翌日の体調には有利である。横になっているだけで、内臓の血流量は大幅に増え、一方、心臓などへの負担はぐっと減る。目を閉じておくだけで、眠れなくても、脳はα波の出る休憩した状態になり、活動している状態に比べれば、回復が期待できる。

私自身、医学部を受験したとき、試験の前日に友達がやってきて、出かけた喫茶店で何気なく飲んだコーヒーが災いして、いっこうに寝つけず、ついに一睡もできなかったが、とにかく目を閉じて横になっていた。翌日は、最悪のコンディションかと思ったが、意外に頭がよく冴えて、問題がすいすい解けたので、自分でもびっくりしたのを覚えている。

もしあのとき、眠気が来るまで起きていて、明け方に寝ついたりしていれば、当日は、頭がぼんやりしていただろう。

第二節　睡眠負債をコントロールする

睡眠負債をうまく使う

眠気のコントロールの二つの鍵が、睡眠負債と体内時計であることは、もう何度も述べた。質の高い眠りをとるためには、体内時計のタイミングに逆らわないこととともに、睡眠負債を適度にコントロールすることが鍵をにぎる。

すでにみてきたように、睡眠負債は多すぎると、生活にさまざまな支障や危険をもたらし、健康を害する原因となる。しかし、よい眠りを効率よくとるためには、睡眠負債がやや多めにあったほうが、都合がよいことも事実なのである。

まったく睡眠負債がない状態では、どんなに寝つきのよい人も、寝るのに苦労する。睡眠負債が、週に十時間くらいあったほうが、寝つきも、睡眠の深さや睡眠の維持も、良好なのである。

つまり、不眠症の傾向がある人にとっては、若干睡眠不足の状態に自分を置くということが、症状改善につながることもある。

ただし、ここで扱っているのは、他に精神疾患があって起きる不眠の場合ではないので、くれぐれも注意してほしい。

そうした場合は別にして、一般の睡眠においては、睡眠負債が多いほど、ぐっすり眠れるという原則がある。

上手な昼寝の仕方

眠気の強さは、「最後に目覚めてからの時間によって決まる」という原理を思い出してほしい。その原理から、昼寝が夜の睡眠に近づけば近づくほど、影響が及びやすいということになる。したがって、午後三時以降、昼寝をすることは極力避けたい。

眠気は体内時計のタイミングに左右されるというもう一つの原理も重要で、昼寝と関係するのは、特に半日周期のサーカセメディアン・リズムである。草木も眠る丑《うし》三つ時（深夜二時〜二時半頃）と同じように、昼食後から午後三時頃にかけて、眠気のピークがやってくる。この時間帯は、仕事をしても、能率が落ちやすく、不注意なミスや事故が起こりやすい。

この時間帯に無理に仕事をしたり勉強したりするよりも、昼寝をして、頭をリフレッシュするというのは、非常に理にかなっている。

ただし、徐波睡眠の段階まで深く眠ってしまうと、眠気が急には覚めず、ぼんやりした状態が続いたり、体がだるくなったりして、かえって仕事の能率や集中力に悪影響が及ぶ。つまり、徐波睡眠に本格的に入ってしまうのを避ける眠り方がよいことになる。

本格的な徐波睡眠を避けるためには、横になって眠ってしまわないことである。徐波睡眠に入ると、筋肉が弛緩して、首がガクッと落ちてしまう。横になったり、頭を机の上にのせたりして眠ると、徐波睡眠に陥っても気づかないまま、ぐっすり眠り込んでしまう。

布団を敷いて眠るとかベッドで横になるというのは、徐波睡眠を維持することになり、長時間眠る原因となるので、昼寝の場合には避けたほうがよい。

椅子やソファーに腰かけて、腕組みしたまま目を閉じ、仮眠をとるという浅い眠りで十分である。時間も二十分程度を目安に、それを超えないほうがいい。それくらいから眠りが深まり、徐波睡眠に入ってしまうからである。長い昼寝をとると、かえってだるくなってマイナス効果であるだけでなく、徐波睡眠をとってしまうと、それから半日くらい本格的な眠気が来にくくなってしまう。

ことに夜間不眠の傾向がある人では、昼寝のときに、徐波睡眠を含む深い睡眠をとることは極力避けるべきである。しかし、不眠で寝不足がたまっていると、徐波睡眠に移行しやすいという落とし穴がある。少しだけの仮眠のつもりでも、ぐっすり寝込んでしまうということが起きやすい。したがって、夜間不眠が強い人では、昼寝をしないほうが安全である。そのほうが、夜間の良眠につながりやすい。

また、日によってバラバラのタイミングで昼寝をとったりすると、体内時計が混乱して、不眠や体のリズムの乱れにつながりやすい。できるだけ一週間を通じて、同じリズムで、昼寝も夜の睡眠もとるのが理想である。休みの日だけ、長く昼寝をするということも、体内時計を狂わすもとである。

仮眠で一時的に睡眠負債を減らす

多くの現代人は、睡眠負債を多く抱え、そのため、覚醒度が下がる時間帯に、眠気や疲労感による集中力や能率の低下という問題に直面しやすい。締め切りもなくのんびりやっていられる仕事などめったになく、大部分の仕事は、期限の切られたものであることを考えると、たとえ眠気があっても、仕事をやり続けるしかないという場合もある。

ただ、こうした場合に、がむしゃらにデスクに向かい続けるよりも、わずかの時間仮眠をとることで、眠気と疲労を改善させることができることを、どんなに忙しいときも、忘れずに頭に留めておきたい。

仮眠は、眠気や疲労の回復に、まさに目覚ましい効果を有するのだ。そのことは、さまざまな研究でも裏づけられている。ＮＡＳＡでは、操縦士が四十分間の仮眠休憩をとるようにしたところ、その休憩時間中に、平均約二十五分の仮眠をとり、それによって操縦士の反応時間は十六パーセント短縮し、過失は三分の一も減ったという。NASAの取り組みの成果は、多くの航空会社にも採り入れられ、仮眠のための休憩時間が勤務スケジュールに組み込まれるようになっている。

ナポレオンは、士官学校時代、三、四時間の睡眠で、猛勉強をしたことが知られている。しかし、昼間は士官学校で、授業や教練を受けているのだから、ナポレオンといえども、疲れないわけがない。疲労したまま机に向かっても、さして効率はよくない。そこで、ナポレオンが採用した方法は、学校が終わると、ほんの少しだけ眠り、それから自分で決めた日課にとりかかるというものだった。

交流発電機などの発明で知られる天才的電気工学者のニコラ・テスラは、超短時間睡眠者としても知られる。彼は一晩に二時間しか眠らなかったという。ただし、昼間よく居眠りをしていたとも言われる。睡眠が極度に短くても生活できる人がいるが、そうした人では、マイクロスリープと呼ばれる超短時間の居眠りがみられることが報告されている。

こうした例から、われわれが参考にすべきは、居眠りを活用するということだろう。短い居眠りでも、疲労回復効果は非常に大きいのである。睡眠負債がたまっているときほど、短時間でも、その効果は絶大である。のどが渇いているとき、わずかの水分でも大きな疲労回復効果があるのと同じ理屈である。

昼寝を欠かさなかった英国首相

第二次世界大戦の困難に耐え、最終的に勝利に導いたイギリスの首相ウィンストン・チャーチルが不眠症に苦しんだことについては、すでに述べたが、チャーチルは昼寝をするのを習慣にしていた。しかも、中途半端なうたた寝ではなく、服を脱いでベッドに入り、本格的に一時間半から二時間ばかりも眠るのだった。この習慣は、首相になっても続けられていた。夜は三、四時間しか眠らなかったとはいえ、合計すればそれなりに眠っていたのだから、不眠症と呼ぶのは当たらないだろう。

しばしば不眠症の人は、健康な人よりも長く眠っている。眠れているかどうかは、本人の満足度によるので、本人が眠れていないと感じていれば、人並み以上に眠れていても、「自分は不眠症だ」ということになるのである。

チャーチルの不眠症には、その本格的な昼寝が災いしていた可能性もある。少なくとも今日の睡眠学の常識から言えば、服を脱いでベッドに入り、本格的に一時間半から二時間もの昼寝をとるというのは、かえって不眠を助長してしまう生活習慣だからである。

睡眠も、過ぎたるは及ばざるが如し

睡眠負債がたまりすぎた状態では、眠りの効率は非常によいが、仕事の効率が低下してしまう。ミスが増え、仕事の質が低下するので、時間がかかる割には、成果は乏しい。ときには、取り返しのつかない事故や失敗に至ることもある。

睡眠負債がたまりすぎた状態が、好ましくないことは間違いない。

しかし、寝たいだけ寝て、起きたいときに起きてという生活では、睡眠負債が限りなくゼロに近づいていく結果、睡眠の効率が低下するという別の問題にぶち当たる。たっぷり睡眠をとった状態では、寝つきも悪くなって当然だし、途中で目が覚めたりすることも増える。

よく眠りたいと望むのならば、一定の規制をかけて、多少は、睡眠も「節制」してとる必要があるのだ。その意味でも、自分にとって一番眠りやすい時間の睡眠習慣を確立し、維持していくことが、とても大事だと言える。

貝原益軒は、先の『養生訓』で、睡眠をとりすぎることを戒めている。

「飲食・色欲をつつしむことは人しれり。ただ睡の慾をこらえて、寝《いぬ》ることを少なくするが養生の道なることは人しらず。眠りを少なくすれば、無病になるは、元気めぐりやすきが故也。眠り多ければ、元気めぐらずして病となる。夜ふけて臥しねぶるはよし、昼いぬるは尤《もっと》も害あり（飲食と色欲を慎むことは、人は知っている。ただ睡眠の欲をこらえて、寝るのを少なくするのが養生の道であることは知らない人がいる。睡眠を少なくすると病気をしないようになるのは、元気が循環しやすいからである。睡眠が多いと、元気が循環しないで病気になる。夜おそくなって床に入って寝るのはいい。昼間に寝るのはもっとも害がある）」（前掲書）

不眠気味で、活力の低下しているときというのは、それを補おうと、臥床する時間が長くなり、余計に活力が低下するという悪循環に陥りやすいものである。貝原益軒は、そのことを指摘し、むしろ睡眠を短めにとるように心がけたほうが、体力も気力も向上すると述べているのである。寝つきについても同じことが言えるだろう。

第三節　体内時計を調節する

睡眠チャートで分析する

よい睡眠をとるための二つの基本原理を、もう一度復習しよう。一つは、睡眠負債が多いほど体は眠りを求めるということであり、もう一つは、体内時計のリズムによって、眠気と覚醒度は、変動しているということである。睡眠負債には、最後に目覚めてからどれくらい経過しているかという短期的な負債だけでなく、ここ数週間の累積的な寝不足がどれくらい重なっているかという長期的な負債も関係している。

一方、体内時計には三種類あり、一日周期のサーカディアン・リズム（概日リズム）、半日周期のサーカセメディアン・リズム、一時間半周期のウルトラディアン・リズム（超日リズム）が重なり合いながら、強い波、弱い波をつくっている。

よい睡眠をとるポイントは、適度な睡眠負債が、眠りたい時刻にたまっているようにコントロールするとともに、眠気が強まっていく時間帯に床に就くように、タイミングを調整するということである。

ただ、体内時計のタイミングは、一人ひとり微妙に異なる。人によっては、平均的なリズムから、五、六時間ずれている場合もある。その人の体内時計のリズムに合わせて、睡眠を設計することが重要なので、自分の体内時計のタイミングを知ることが大事になる。

また、睡眠負債は、起きた瞬間から少しずつ増え、起きている連続時間が長くなるのと比例して、ほぼ直線的に増加していく。ただ、仮眠をとったりすると、そこで一部が返済されることになる。

一日五時間しか眠っていない人と、一日九時間眠っている人では、累積的な睡眠負債に違いがあるし、同じ時間眠っても、睡眠効率や体質的な要因で、睡眠負債の減り方や増え方には、それぞれ個人差がある。こうした違いも、できるだけ考慮に入れたほうが、より正確にその人の睡眠を把握できるだろう。

自分の体内時計と睡眠負債の関係をグラフに表した睡眠チャートを描いてみると、自分の体に何が起きているかがよくわかり、改善策もみえやすくなる。

あなたの睡眠チャートを求める

そのためには、まず自分の体内時計のリズムを、大体把握しよう。

体内時計のリズムを知るには、もし自分が寝たいときに寝て、起きたいときに起きて八時間眠るとしたら、何時に寝て、何時に目覚めるのがもっとも自然で最適かを考えてみたらいいだろう。

図1　平均的なタイプ

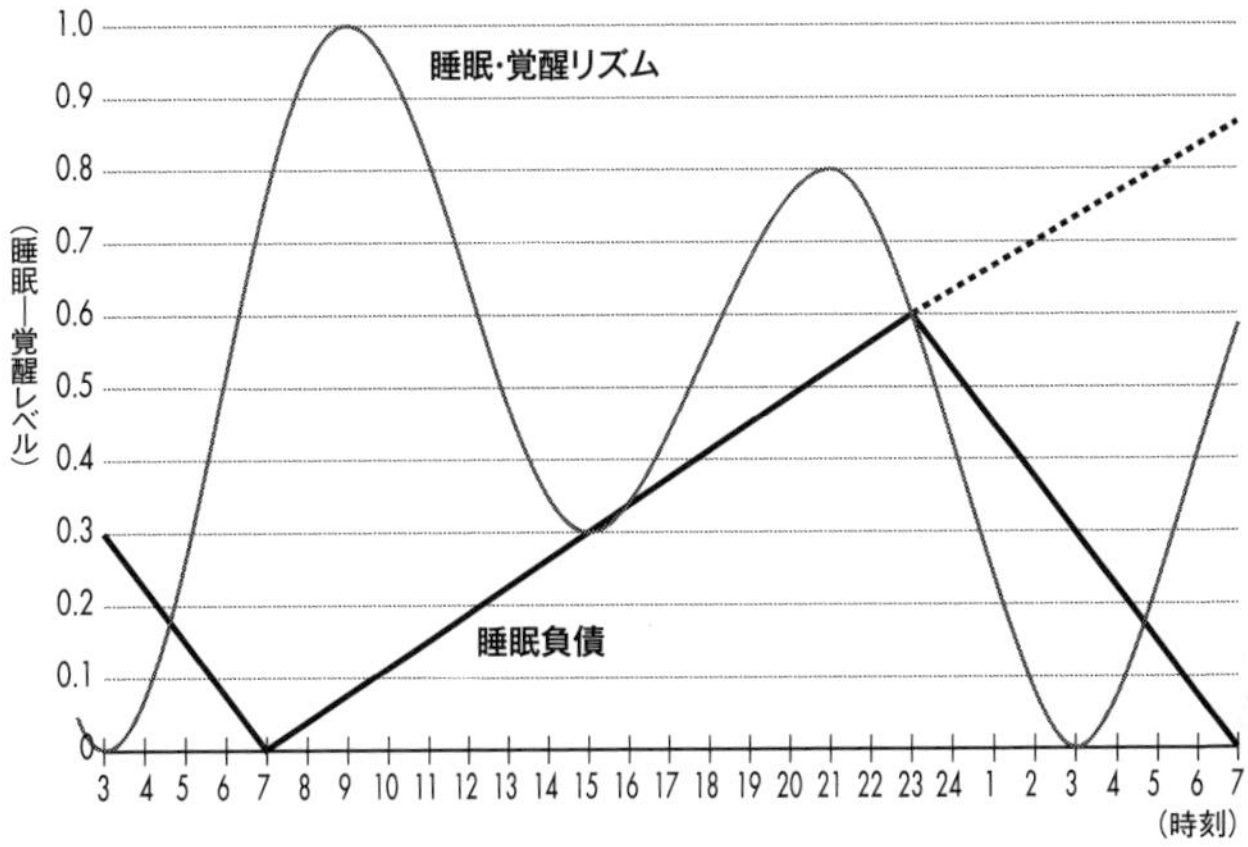

もし午前九時に起きて、午前一時に眠るのが、その人にとって最適とすれば、その人の体内時計の覚醒のピークは、おおむね午前十一時と午後十一時頃にやってくると推測される。午前七時に起きて、午後十一時に寝るのが最適な人なら、覚醒のピークは、午前九時と午後九時頃ということになる。午前五時に起きて、午後九時に寝る人なら、覚醒のピークは、午前七時と午後七時頃だ。

つまり、自然に眠った場合の起床時刻から二時間後が朝の覚醒のピークであり、就寝時刻の二時間前が、夜の覚醒のピークということになる。

上の二つの山がある曲線のグラフは体内時計の覚醒度の変動を表している。今求めた二つの時刻を、二つの山のピークが来る時刻に当てはめると、自分の睡眠・覚醒リズムが大まかに把握できる。

【ケース1 平均的なタイプ】

ケース1として、午前七時に起きて、午後十一時に寝るのが、もっとも自然だという人の場合を図1に示してある。波状のグラフは、睡眠・覚醒リズムを表し、直線状のグラフは、睡眠負債を表している。睡眠負債は、起きていると増え、眠ると減っていく。午前七時に起き、夜の十一時に眠っているので、そこで、睡眠負債のグラフは、屈曲している。睡眠・覚醒リズムから睡眠負債を差し引いたものが、覚醒度である。覚醒度がマイナスになると、眠気が強まる。

この人の場合、午前九時に、覚醒度がもっとも高く、午後三時頃に少しだるさや眠気を生じやすくなるが、活動に支障が生じるほどではない。夕方頃から、覚醒の第二のピークに向けて、活力が高まり、午後九時頃に再び絶好調になる。

午後十時頃から、活力がダウンし始め、十一時頃には、眠気を催しやすくなるので、その頃に眠りにつくと、ちょうど眠りやすい。そこから睡眠負債は減っていくことになる。

図2　睡眠負債がたまっている場合

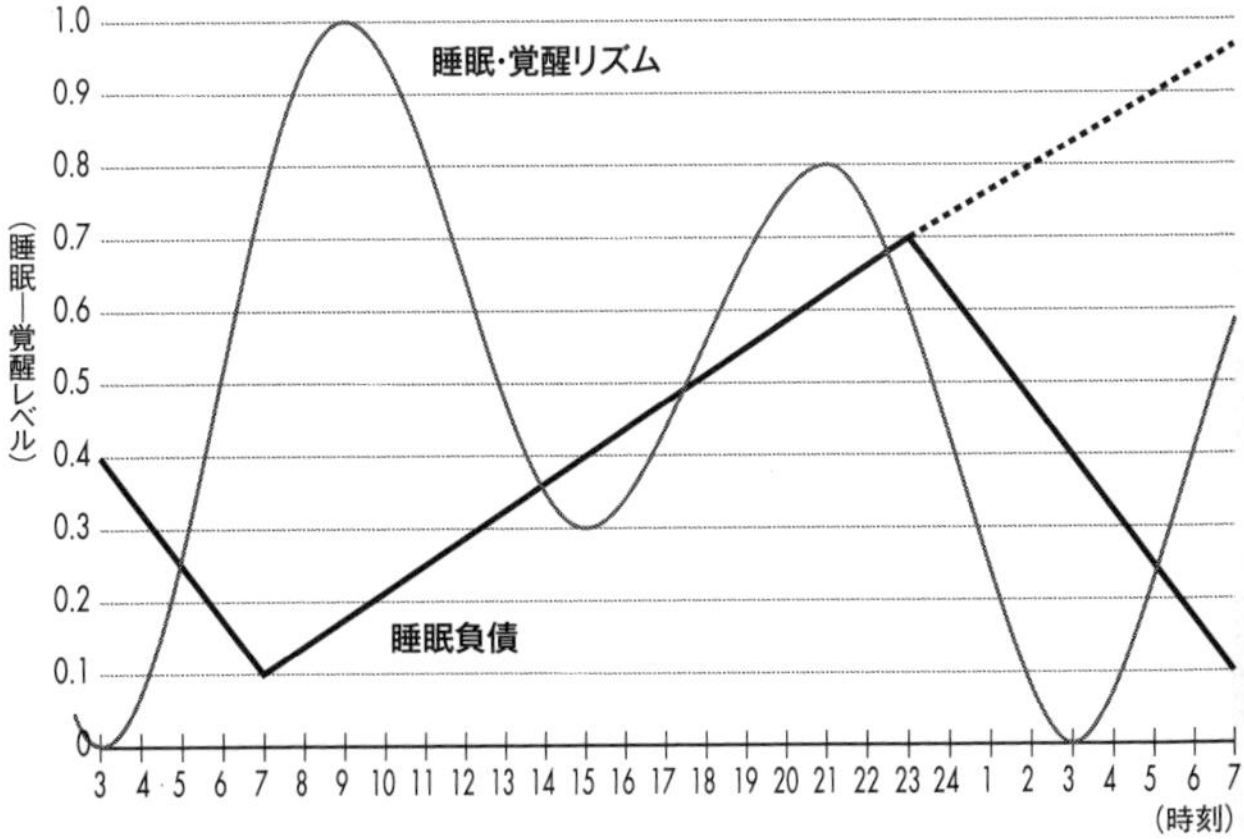

このケースは、昼間の時間帯の活動に、ぴったりマッチした体内時計のリズムを保っていると言える。唯一の問題点は、午後にいくぶん、活力低下やだるさが生じやすいことだが、睡眠不足や疲労がたまっていない限りは、大丈夫だ。

しかし、たとえば、仕事や勉強がいつもより長引いて、前夜の睡眠が削られた場合には、どうなるだろうか。それを示したのが図2である。

朝起きた段階で、睡眠負債が残っているため、眠気が完全に解消されていない。その結果、午後の二時から四時頃の時間帯で、眠気や疲労感が強まってしまう。仕事の能率も下

図3　仮眠による睡眠負債の軽減効果

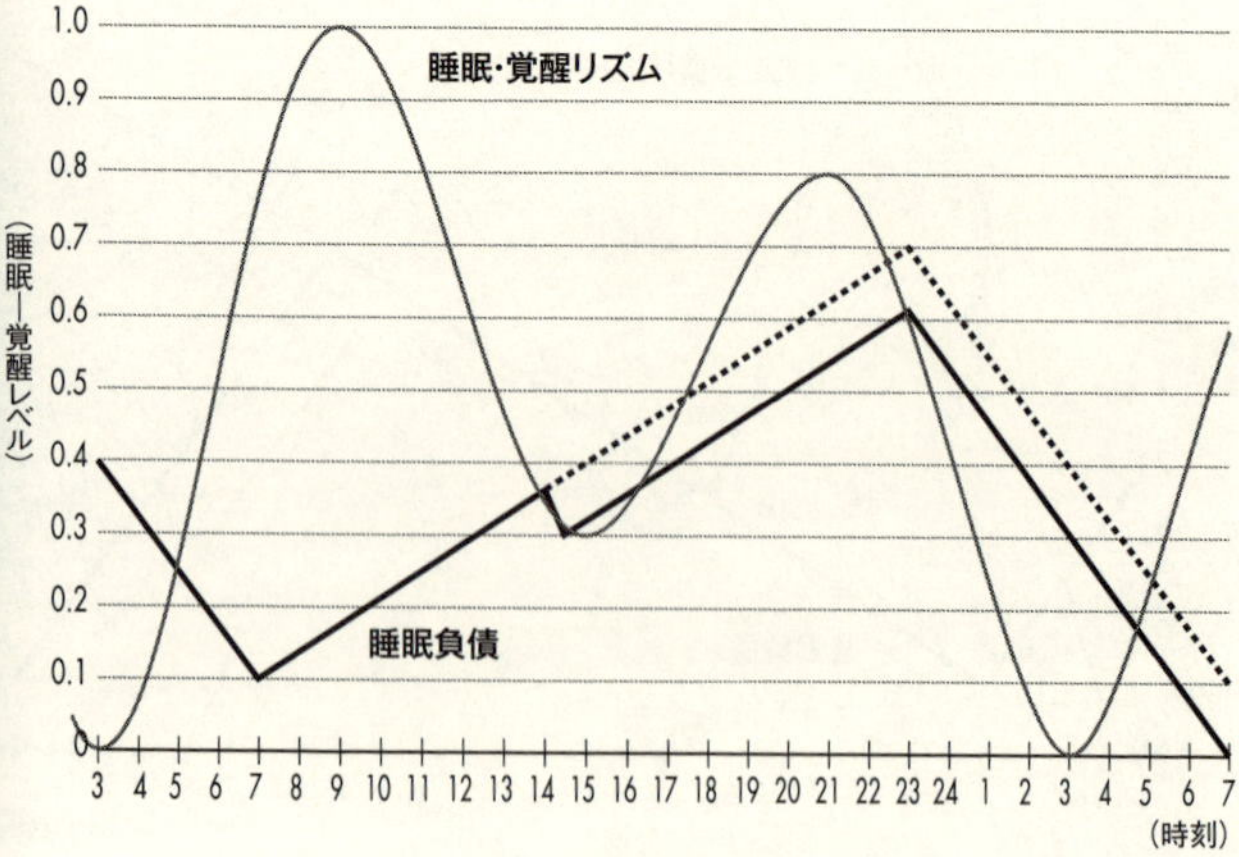

がる。こういう場合に、どうするのがよいだろうか。

もっともお勧めなのは、短い仮眠をとることである。その場合の睡眠グラフを示したのが、上の図3である。二十分程度仮眠をとることで、午後の眠気はぐっと減り、夜の活力もさらに増す。就寝時間が同じでも、翌朝の睡眠負債が解消されている点に注目していただきたい。適度な仮眠は、翌日にまで効果が及ぶのだ。ポイントは、夜の寝つきに響かないように、仮眠時間を長くとりすぎないことで、二十分程度を目安にするとよい。

【ケース2　夜に強いタイプ】

もう一つ例を示そう。ケース2では、睡眠

図4　夜に強いタイプ

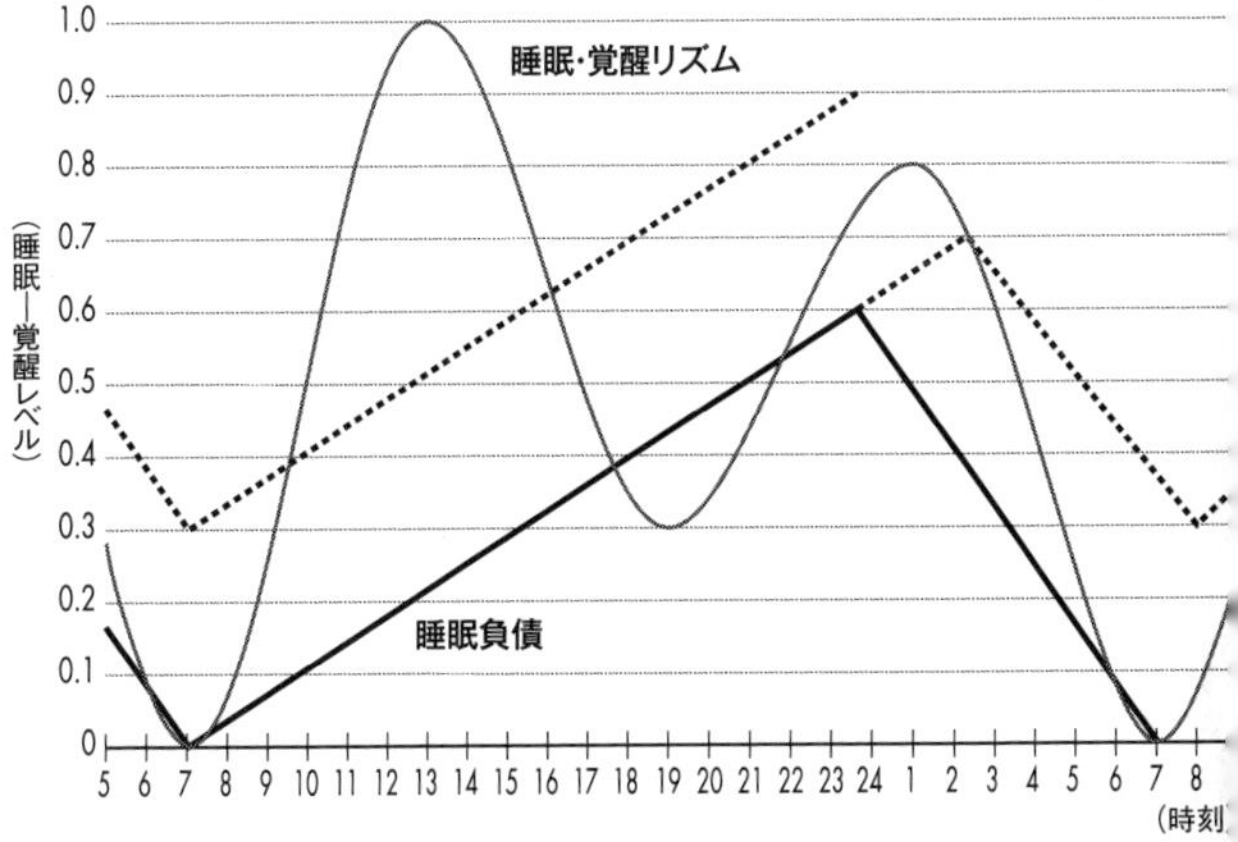

相がもっと後ろにずれて、夜型になっている場合である（図4）。本来は午前十一時頃に起きて、午前三時頃に眠るのが、ちょうどいいリズムだという人である。覚醒のピークは、午後一時頃と夜中の一時頃にやってくる。睡眠相が、平均的なケースよりも四時間ほど後退している。起床時刻の朝七時は、覚醒リズムの底であり、もっとも眠いときなので、かなりつらい。しかし、どうにか起きれば、覚醒度は徐々に上がってくるので、朝さえ何とか乗り切れば、昼頃には調子が出てくる。

　夕方頃から、再び覚醒度は落ちてきて、夕食後の七～八時頃には、眠気はピークに達する。

ここで眠ってしまうと、夜中の一時頃にやってくる第二の覚醒のピークのために、十二時か一時頃に必ず目が覚めて、それから眠れなくなってしまう。眠くてたまらないこの時間帯をどうにか通過すると、十一時頃から、それまでの眠気がウソのように消え、頭がスッキリする時間帯がやってくる。この時間に眠れれば（実線）、翌朝は楽なのだが、とても眠れたものではない。テレビを見たり、インターネットを見たりしているうちに、いつの間にか一時、二時になっている。慌てて寝ようとするが、まだ眠気はやってこない。眠りに落ちるのは、結局、三時か四時だ。翌朝七時に起きたときには、体内時計はもっとも深い谷間で、しかも、前夜の睡眠不足によって睡眠負債が三、四時間増えているので、前日以上に、起きるのが大変である。点線で示したように、睡眠負債をさらに増やした状態で、一日が始まることになる。

こういう場合には、どんどん睡眠負債が蓄積しやすい。それで早く眠ると、夜中に起きてしまい、かといって眠るのを我慢していると、今度は目が冴えてきて、明け方まで眠れないということを繰り返してしまうので、なかなか睡眠負債が減らない。ずっと疲れた、意欲の乏しい状態で過ごし、下手をすると朝が起きれずに、休んだり遅刻をしてしまったりということになる。

図5　睡眠相を前に進める

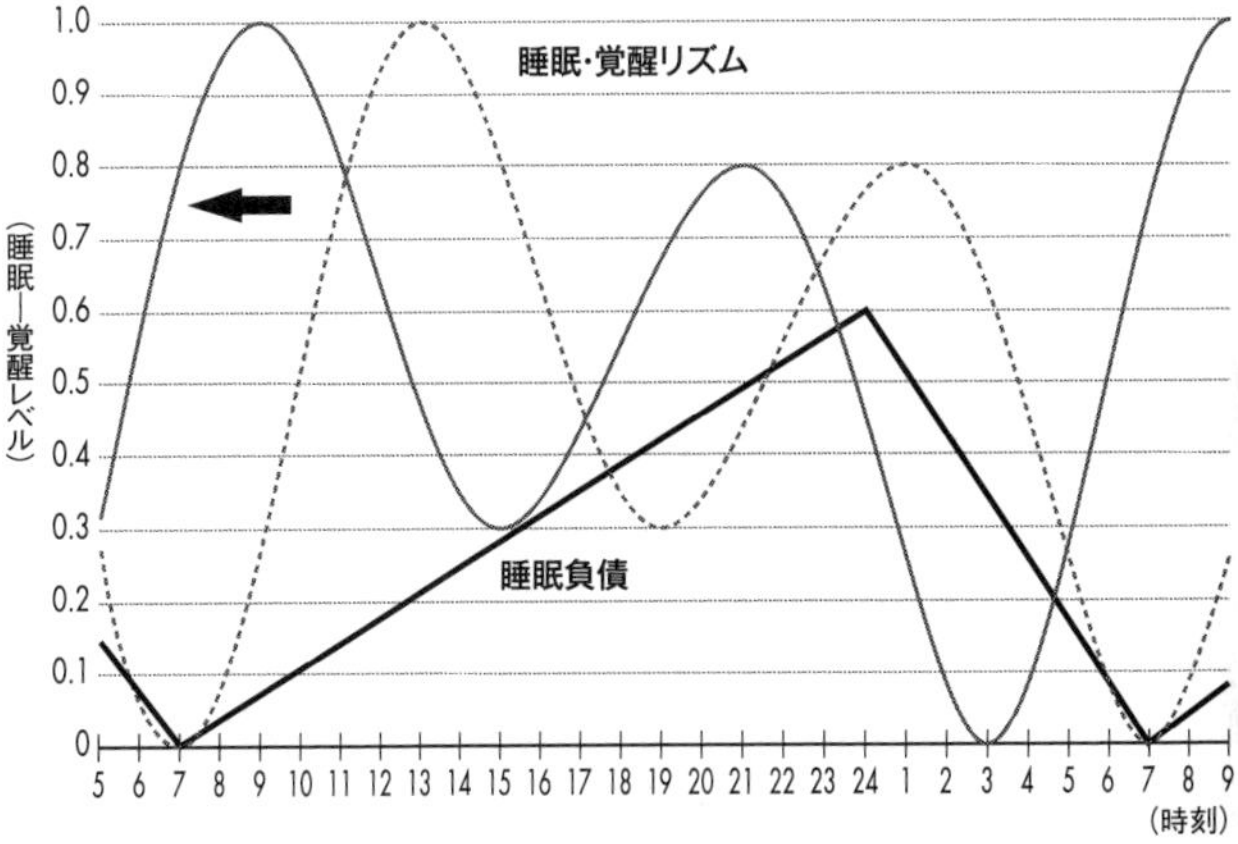

このケースのように、睡眠相と、求められる生活のリズムの間に、大きなずれがある場合には、それを修正することが非常に重要になる。このケースであれば、四時間ほど、睡眠相を前にずらすことが必要である（図5）。あるいは出社時間を四時間遅らせ、午前十一時に起きて、午前三時に眠るというようにしてもよい。午後から夜にかけての仕事なら、むしろ合っているということになる。

【ケース3　朝に強いタイプ】

ケース3として、今度は、睡眠相が前にずれて朝型になっている場合を見てみよう（図6）。これは、高齢者に多いパターンである。

このケースは、朝四時に起きて、夜八時に眠

図6　朝に強いタイプ

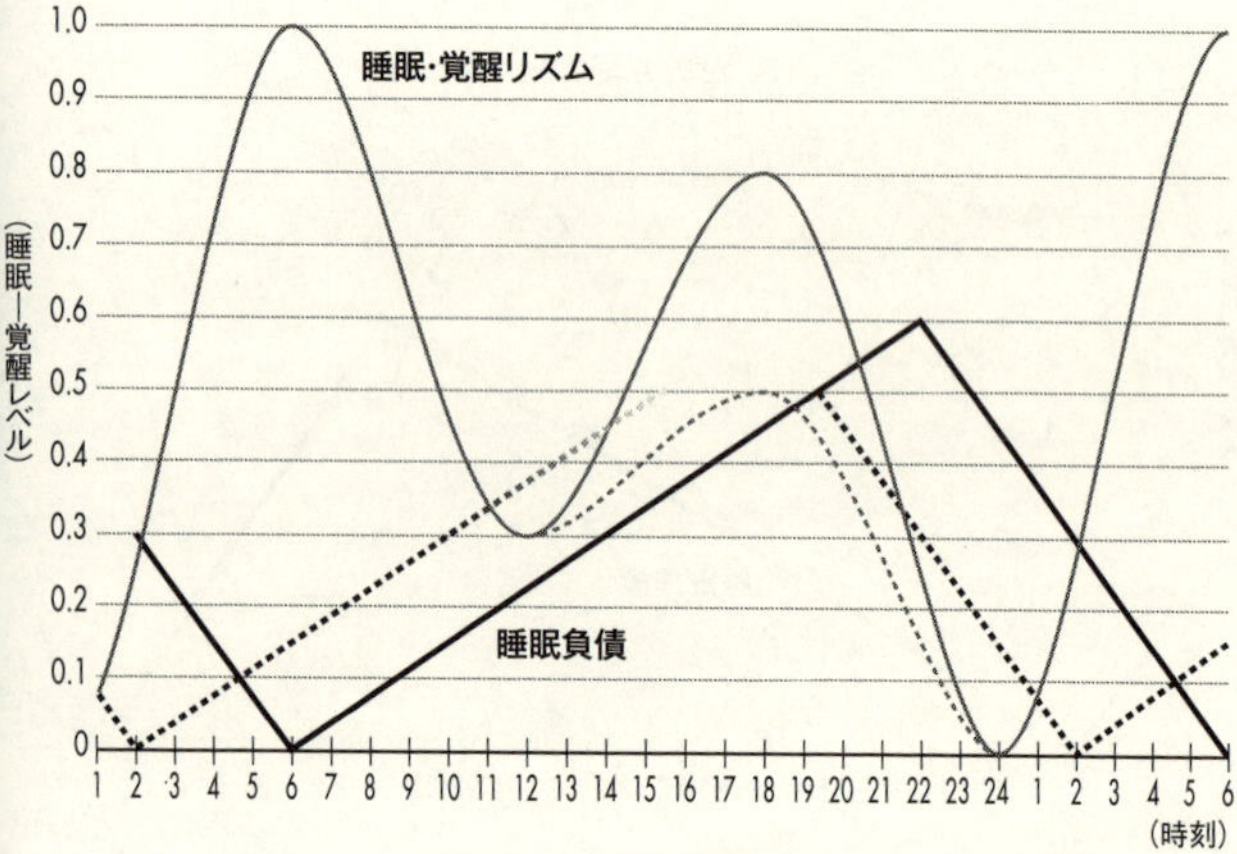

るのが一番自然だと感じている人の場合である。覚醒のピークは、朝六時と夜六時にやってくる。

ただ、高齢者では、夜六時の覚醒のピークは、かなり弱い。点線で示した低いピークで考えればよいだろう。そのため、夕方六時、七時頃から眠気や疲れが来ることも多い。野球の中継がない日は、午後八時には、もう床に就いてしまうというおじいさんは、少なくないだろう。

早寝はよいことなのだが、よいことずくめとはいかない。一つ難点がある。朝早く目が覚めやすいということである。眠気に耐えて、頑張って起きていた場合（実線）でも、午前三時頃には、覚醒度が睡眠負債を上回って、

図7　睡眠相を遅らせる

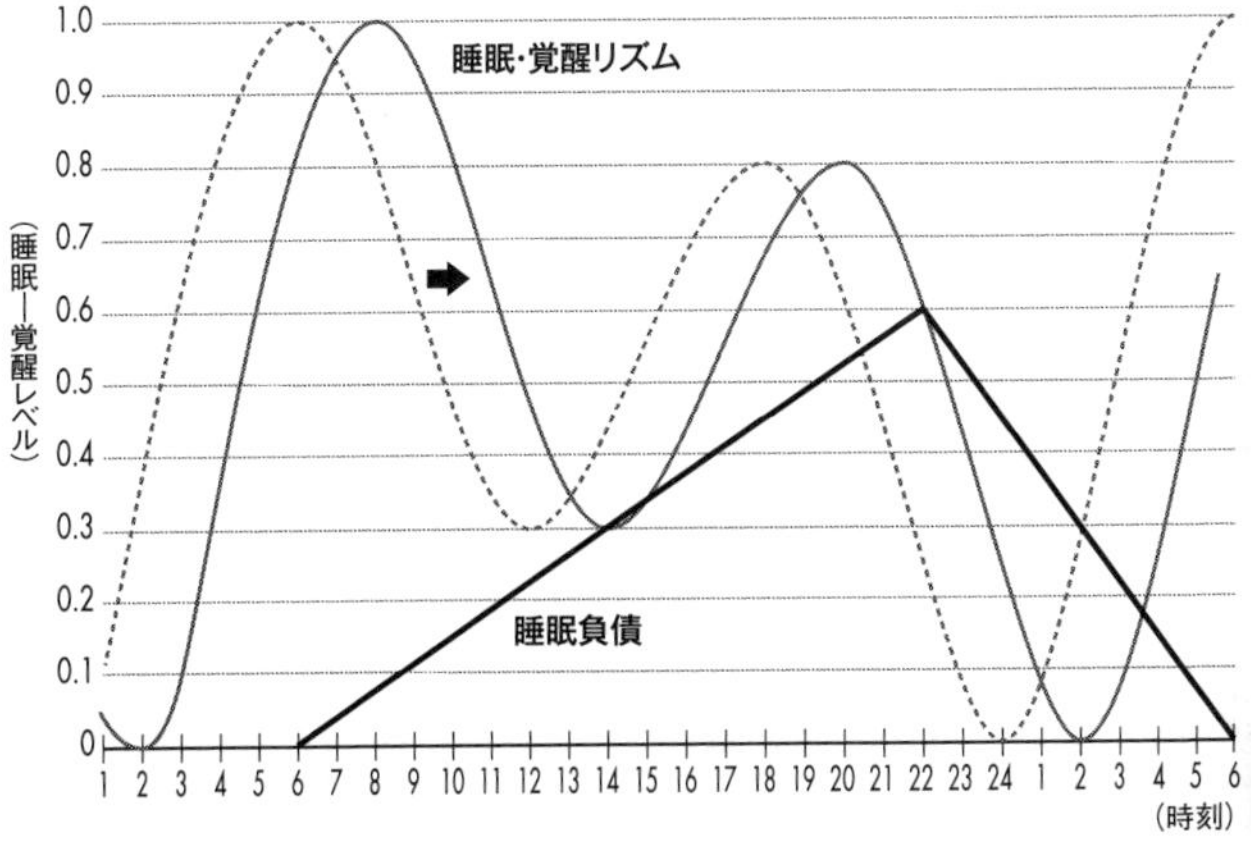

眠りが覚めやすい状態になる。午前六時までは、とても横になっていられない。それで、四時頃起きてしまうと、睡眠負債がたまり始め、日中の眠気の原因になる。しかも、夜の覚醒のピークが弱いため、さらに早く眠ってしまう。午後七時頃から眠って、夜中の二時に起きてしまうというケース（点線）も珍しくない。朝早くからゴソゴソ動き回って元気だが、昼間は、あくびばかりしながらぼんやり過ごし、家族も睡眠不足になりがちだ。

　こうしたケースでは、睡眠相を、もう少し遅らせることが望ましい。次の図7のように、睡眠相が二時間ほど後ろにずれれば、覚醒時刻が遅くなることで、昼間の眠気が減り、日中の生活の質を高め、家族だんらんの時間ももっともちやすくなる。

自分の睡眠チャートをつくろう

これまで述べてきた例を参考に、自分の睡眠チャートをつくってみよう（図8）。

自然な睡眠リズムで眠った場合、早朝から遅くとも午前中には起きるという人では、平均型・朝型のグラフが記入しやすい。起きる時刻が昼を回るという人では、夜型のグラフに記入したほうがやりやすいだろう。

まず、体内時計の覚醒のピークがいつかを求める必要がある。先に述べたように、八時間、自分のリズムにもっとも適した時間帯に眠るとすると、何時から何時に眠るのが最適かを考えてみよう。その場合注意してほしいのは、これは実際の睡眠時間ではなく、自然に眠った場合、もっとも自分のリズムに合った睡眠時間帯で考えるということだ。

また、睡眠時間が七時間とか九時間の人も、八時間眠ったと仮定して、その場合の最適の時間帯を設定する必要がある。

あなたが最適だと感じる睡眠時間帯が決まれば、その最適の起床時間から二時間後が、覚醒の第一のピークであり、最適の就寝時間の二時間前が、覚醒の第二のピークだと、お

図8 睡眠チャートをつくってみよう

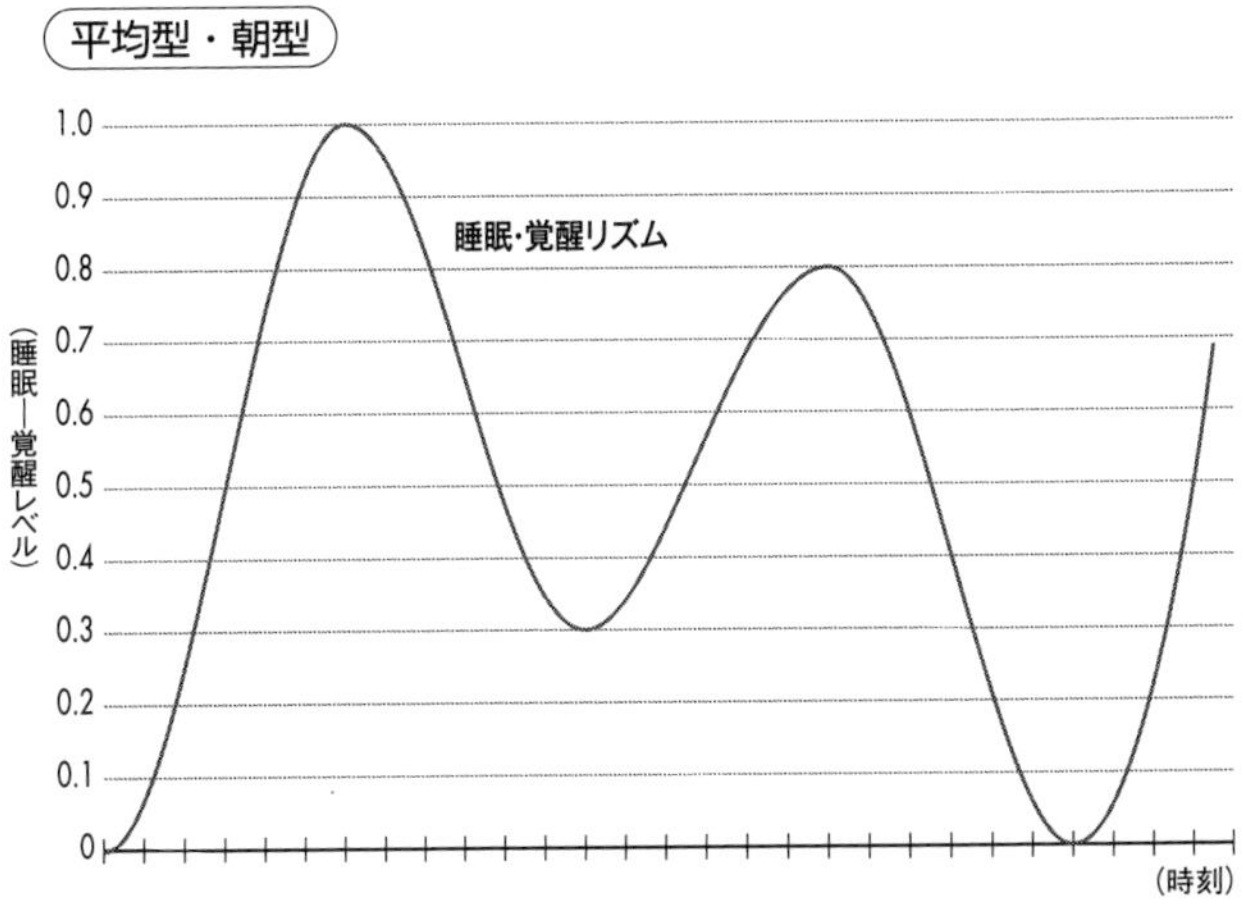

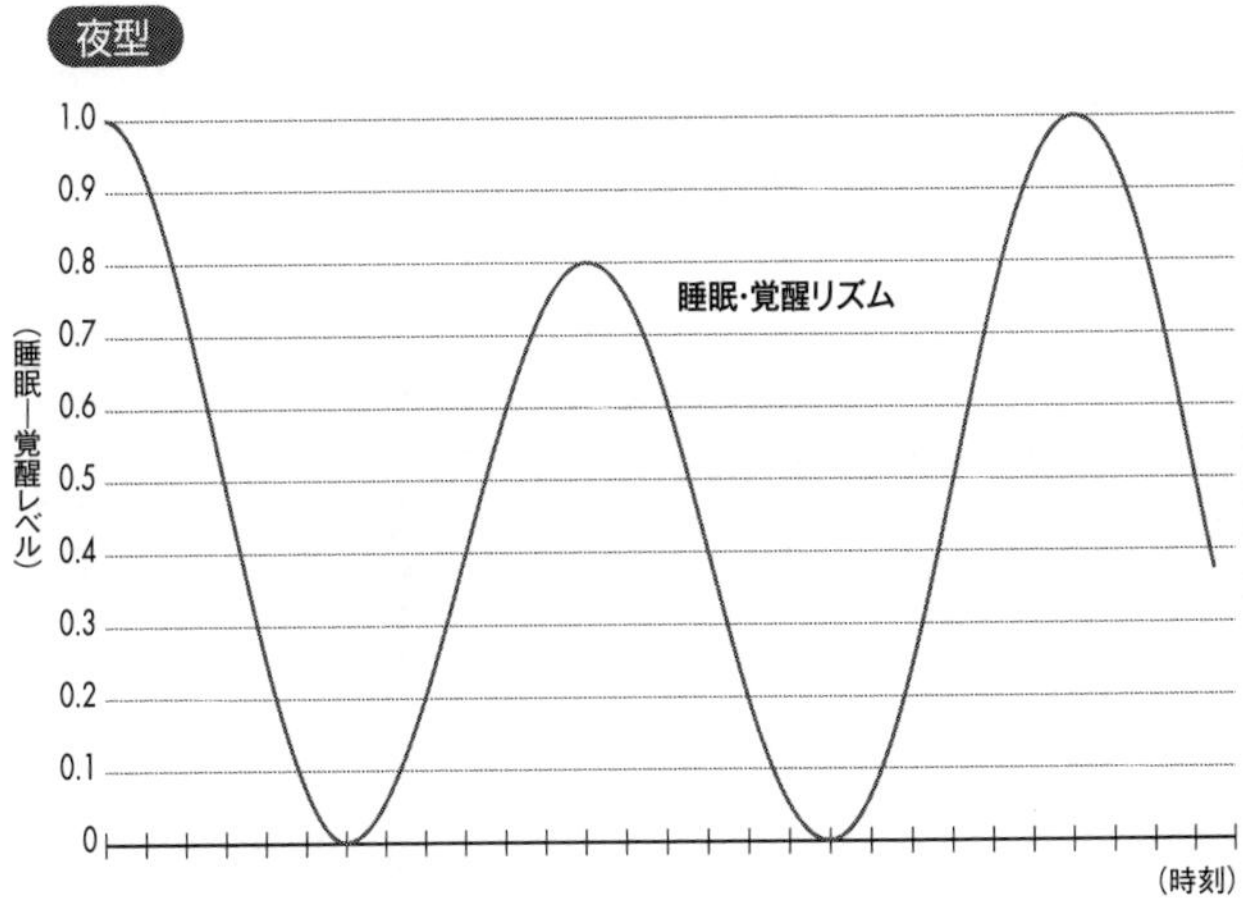

図9　覚醒のピークから、体内時計のリズムを決める

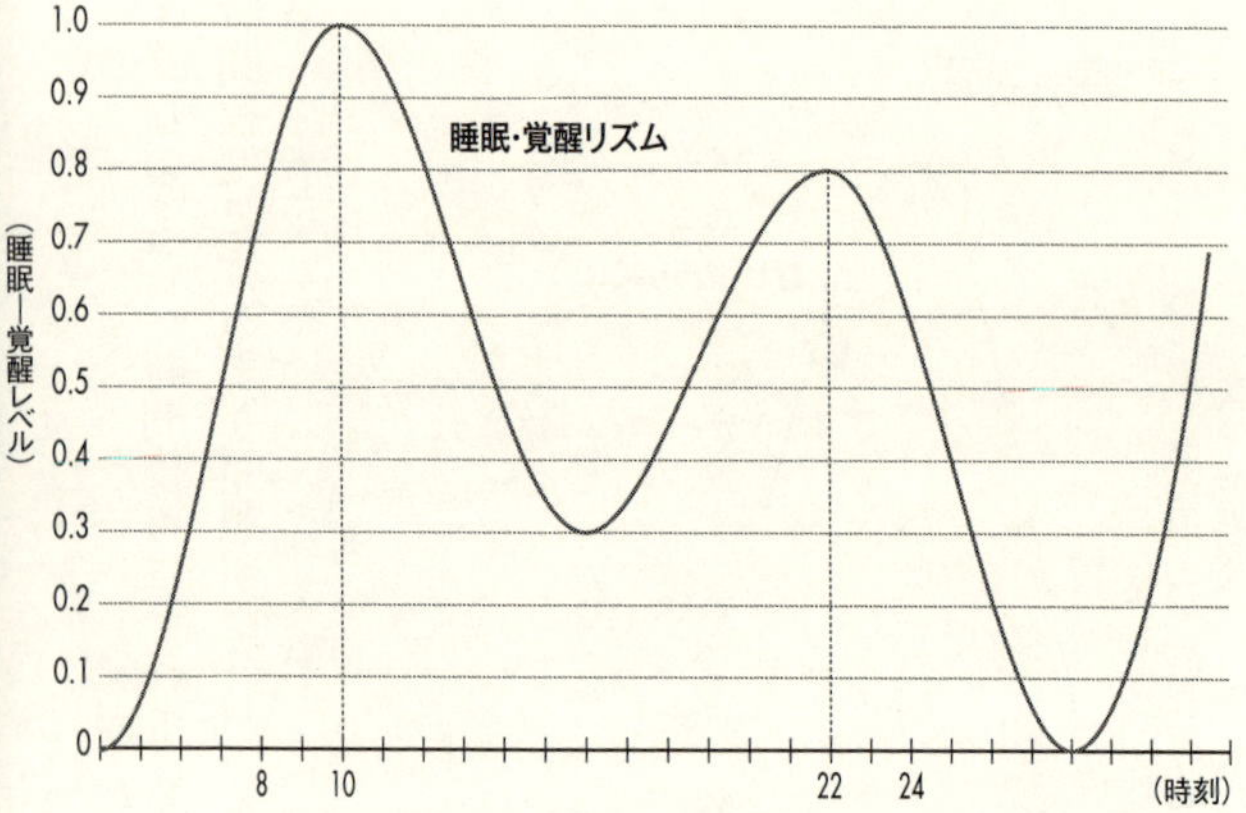

おおむね推測できる。それを求めたら、平均型・朝型の場合はグラフの波のもっとも高い山の頂（第一のピーク）と二番目に高い山の頂（第二のピーク）から、真下に線を伸ばして横軸と交わるところに、それぞれの時刻を記入しよう。例として、朝八時に起きて、夜十二時に眠るのが最適な人であれば、覚醒の第一のピークは午前十時であり、第二のピークは午後十時（22時）ということになり、それをグラフに記入したのが、図9である。それを基準に、横軸の目盛の残りに、数字を記入する。これで、あなたの体内時計リズムが、おおむね把握できたことになる。

あなたの体内時計は、午前九時に第一の覚醒のピークがくる平均的な睡眠・覚醒リズム

と比べて、どちら向きにずれているだろうか。この例の場合には、午前十時が第一の覚醒のピークなので、一時間後方にずれていると言える。

一時間程度ではあまり問題がないが、二時間以上ずれると、日常生活に支障が生じやすくなる。四時間以上ずれると、通常の社会生活はかなり阻害される。

睡眠・覚醒リズムがわかったところで、次に、あなたの睡眠負債がどのようにたまり、どのように支払われているか、睡眠負債直線を記入していこう。

まず、起床時刻を起点にして、そこから右上がりの直線を記入する。起きた瞬間から、睡眠負債が、起きている時間に比例して増えていくわけだ。直線の傾きは、増える割合を表している。平均的な人で、八時間でおよそ0・3増えていく。疲れやすい人では、傾きはもっときつくなり、タフな人では、傾きはもっと緩くなる。運動量や疲労度が大きな、激しい活動を行っている場合には、傾きはきつくなり、運動量も疲労度も小さい、楽な活動しかしていない場合には、傾きは緩くなる。

傾きの目安は、一日の最適睡眠時間から、およそ割り出せる。図10は、それぞれの最適睡眠時間での、八時間当たりの睡眠負債の傾きを示している。

睡眠時間七〜八時間でちょうどいい人では、睡眠負債は、八時間で0・3増えるのに対

図10　覚醒時の睡眠負債の増加率

最適睡眠時間	睡眠負債の傾き（8時間当たりの増加幅）
6時間以下	0.25
7〜8時間	0.3
9時間以上	0.35

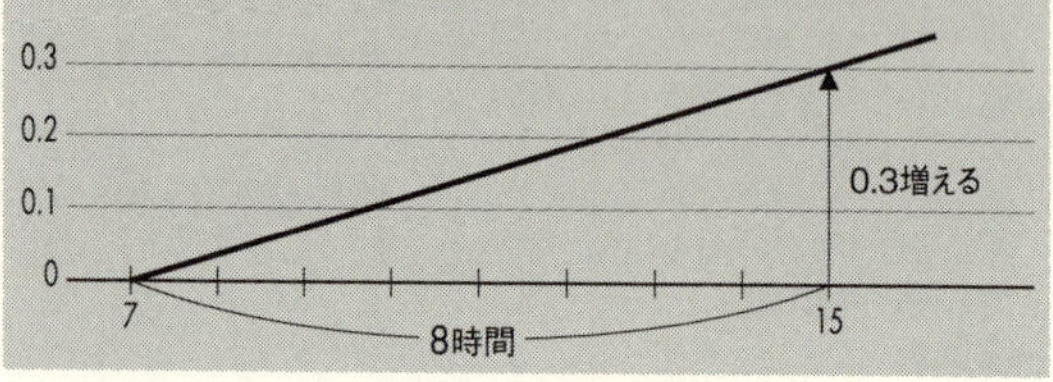

（例）7時間睡眠が最適の人が、7時に起きた場合

して、九時間以上眠らないと調子が悪い人では、八時間で０・３５程度増える。

睡眠負債の直線を、就寝時刻まで伸ばしていく。就寝時刻から、直線は屈曲し、今度は右肩下がりに下向きの直線を描き始める。その傾きは、睡眠負債が増えていくときの、おおよそ二倍の傾きで、減っていくことになる。ただし、ここでも回復力の個人差が存在する。短時間睡眠が最適な人では、回復率が高く、急速に睡眠負債が支払われる。一方、長時間睡眠が必要な人では、睡眠負債の返済もゆっくりである。

睡眠負債の減り方の傾きを、最適睡眠時間ごとに示したのが図11である。

四時間ごとに、どれくらい減るかでみると、

図11　睡眠時の睡眠負債の減少率

最適睡眠時間	睡眠負債の傾き（4時間当たりの減少幅）
6時間以下	0.4
7時間	0.35
8時間以上	0.3

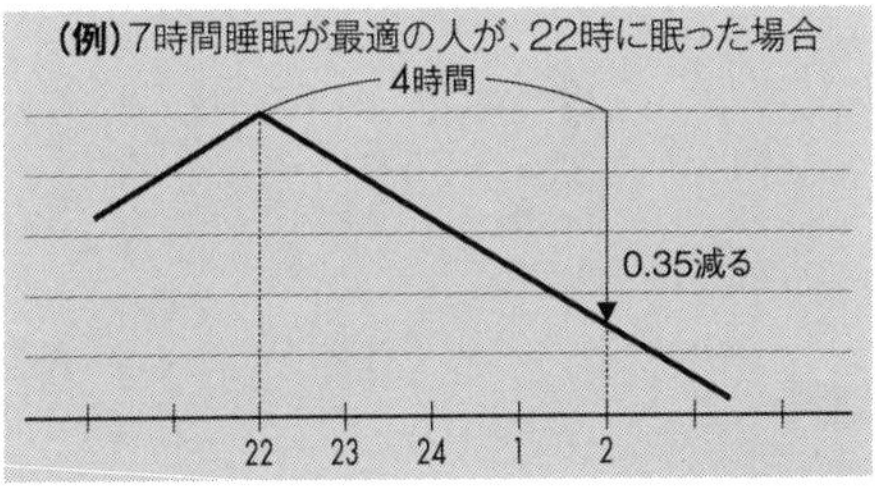

グラフが描きやすい。最適睡眠時間が六時間の人では、四時間で0・4睡眠負債が減少し、七時間の人では0・35減るのに対して、八時間以上眠るのが最適な人では、四時間で0・3程度しか減少しない。いずれも、大体の傾向をつかめればいいので、あまり細かいところまでこだわる必要はない。

下向きのグラフを伸ばしていき、起床時間で再び上向きに反転するわけだ。起床時間の時点で、睡眠負債がちょうどゼロになっているのが理想だが、ゼロを上回ったままという場合は、睡眠負債が累積しやすい状態だと言える。逆に、睡眠負債が横軸を大きく下回っている場合は、眠りすぎということになる。

こうして、あなたのおおよその睡眠・覚醒

リズムと、睡眠負債の関係を表した睡眠チャートが描けたことになる。

睡眠・覚醒リズムのグラフよりも、睡眠負債のグラフが上回ったときは、眠気が強くなる時間帯である。逆に、睡眠・覚醒リズムのグラフが、睡眠負債よりずっと上にあるときは、覚醒度が高まり、頭が冴えやすい。

この睡眠チャートに反映されていないことで、一つ考慮すべき点は、食事との関連である。デメントは、午後の眠気は、睡眠・覚醒リズムによるものであり、昼食の影響ではないと述べているが、現実には、食事の影響も大きいと考えられる。食後一時間程度は、眠気が強まりやすい。消化のために、副交感神経優位になることを考えれば、それは自然なことである。そのことも考慮して、睡眠・覚醒リズムの波に、一時的なディップ（くぼみ）を付け加えれば、より正確に状態を反映したグラフが得られるだろう。

睡眠チャートで自分の睡眠特性を知る

睡眠チャートが手に入ったので、これをみながら、自分の睡眠について考えてみよう。

この睡眠チャートは、いろいろなことを教えてくれる。睡眠障害や眠気の問題が生じている場合には、それを改善するのにどうすればよいかということや、一日を最大限に活かすには、どうすればよいかの指針を与えてくれる。

まずチェックすべき問題は、睡眠相のずれがないかどうかである。ずれがある場合、後ろにずれているのか、前にずれているのか、何時間ずれているのかをつかむ。

次に重要なのは、二つの覚醒のピークの間に来る谷間で、眠気の問題が生じているかどうか、それにどう対処するかということである。できれば、その谷間においても、睡眠負債のグラフが睡眠・覚醒リズムのグラフを上回ることがないように、睡眠をとることが理想である。しかし、それが避けられない睡眠時間の不足から難しい場合には、仮眠のタイミングを考えるなどして、一時的に睡眠負債を減らす方策を練らねばならない。

その次にポイントとなるのは、夕方から宵にかけての時間帯である。どの時間帯で夕食をとり、どの時間帯で勉強や読書や仕事に励めば、うまく眠気を避けて集中できるのか、チャートから読み取れるはずだ。あるいは、夜の時間帯は諦めて、朝の時間帯を有効に使ったほうが得策だということもわかるだろう。

そして、もっとも重要と言えるのは、入眠のタイミングだ。いつ頃、眠気が高まりやすく、どのタイミングで床に就けばよいのかを、よく把握しておくことが大事である。

さらに、何時頃まで眠れば、睡眠負債が解消され、また、どの時間帯から、睡眠・覚醒リズムが睡眠負債を上回って、途中覚醒や早朝覚醒が起きやすいかを理解することができる。

そのうえで、どうすれば最適な睡眠をとれるのかを考えていくことになるのだが、その場合も鍵をにぎるのは、睡眠負債の問題と睡眠相の問題（体内時計のタイミング）である。ぐっすり眠るためには、これまでも何度も述べているように、ほどよい睡眠負債が必要なのである。そして、睡眠相のコントロールは、非常に重要であるにもかかわらず、多くの人が付き合い方を知らずに、手を焼いている問題である。その点について、これから重点的に説明していきたい。

なお、今回のチャートは、あまり複雑になりすぎるのを避けるために、体内時計の周期を二十四時間ということで設定してあるが、実際には、それより長い人が多く、睡眠・覚醒リズムの波は、毎日一時間ずつくらい、後ろにずれていきやすい。そのことも考慮して、一時間睡眠相が後ろにずれたグラフを描き込んでみれば、翌日、あるいは翌々日に何が起きやすいかもわかるだろう。また、日曜日に遅くまでたっぷり寝た場合のグラフを描いてみると、月曜日が、なぜ出勤しづらくなるのかも、よくわかるはずだ。いずれにしても、睡眠相のずれという問題は、不眠の問題の非常に大きな部分を占めているのである。

寝つきや朝の眠気は、睡眠相のずれ方で決まる

睡眠負債や覚醒物質、アルコールなどの影響はないものとしたときに、寝つきや朝の眠気をほとんど決めているのは、体内時計の睡眠相が実際の睡眠時間とどれくらい一致しているか、あるいはずれているかである。ずれ方にも大きく分けて二つある。すでに症例のところでもみたが、後ろにずれる場合と、前にずれる場合である。若い人では後ろにずれやすく、年が上がるにつれて前にずれやすくなる。それは、宵にやってくる第二の覚醒のピークが若い人では強力だが、年齢とともに弱まってしまうためである。

しかし、若い人でも前にずれた朝型の人もいるし、高齢者でも後ろにずれた夜型の人もいるので、一概には言えない。

たとえば、あなたが午後十一時から午前六時の間に睡眠をとる生活をしているとしよう。理想としては、この時間帯に睡眠相がピタッと重なってくれれば、非常に快適な生活が送れるわけである。

ところが、睡眠相が後ろに二時間ずれてしまっているとしよう。すると、どういうことが起きるだろうか。あなたは十一時に床に就くが、あなたの体内時計の針は九時を指して

いて、脳はまだ、第二の覚醒のピークにある。当然、なかなか寝つけない。結局、二時間ばかり、ベッドの中で悶々と過ごし、やっとのことで眠りに入れる。朝の目覚めはどうだろうか。睡眠相が二時間ずれてしまっているので、朝の六時は、あなたにとって、朝の四時頃だ。しかも、寝ついたのが遅かったので、あなたは、まだ五時間しか眠っていない。体はだるく、眠気もひどい、気分はサイアクだ。

このように、睡眠相が、あなたの眠る時間帯より後ろにずれている場合には、入眠困難と起床困難が起きることになる。夜はなかなか寝つけないのに、朝が起きられないというパターンになりやすい。

逆に、睡眠相が前にずれている場合には、どうなるだろうか。

午後十一時に寝て午前六時に起きるという人で、二時間だけ睡眠相が早くなっている場合を考えよう。

この場合、十一時は、深夜一時くらいに感じられる。つまり、眠気のピークである。九時頃から、徐々に眠気がして、本を読んだり、テレビを見ようとしても、うとうとして頭に入らない。十一時になるのを待ちかねたように、床に就くことになる。したがって、寝つきはよく、布団に入ったと思う間もなく、深い睡眠に落ちる。ところが、この人にとっての六時は、八時頃に相当し、とても六時まで眠り続けることができない。覚醒のピークに向かって、急激に覚醒度が上がる時間帯なのである。そのため、四時とか五時に目が覚めてしまうと、そこから、もう眠れない。仕方なく起き出して、新聞を読んだり、ごそごそしたりして、連れ合いから嫌がられる。

睡眠相が前にずれると、寝つきはいいが、早朝覚醒が起きやすくなる。また、夜は眠くて仕事ができない。

寝つきが悪く、朝が起きられない→睡眠相を早める

寝つきが悪く朝が起きられないという場合には、睡眠相が、後ろにずれているわけである。したがって、あなたが眠る時間に、ベストの睡眠をとるためには、睡眠相を前にずらす、つまり早めればいいわけだ。

では、睡眠相を早めるにはどうしたらよいのだろうか。

カーテンの開き具合を大きくし、早朝から明るい光が寝室に注ぐようにする。採光が悪い場合には、明るい部屋とチェンジするか、部屋を借りている人では、引っ越しも検討する。暗い部屋で暮らしていることが、大きな原因になっている可能性がある。それが無理

な場合は、朝早くから蛍光灯を点灯し、室内だけでなく、枕元も明るく照らすようにする。

朝起きたら一番に外に出て、太陽の光を浴びるようにする。午前中に外を散歩するなど、戸外の光を浴びながら運動をする。毎日は無理でも、休みの日など可能な日だけでもよい。

その一方で、夜はできるだけ明るい光に目をさらさないようにする。夜は運動も避ける。九時以降は、テレビ、パソコンなどの画面は見ないようにする。部屋も蛍光灯は使わず、白熱球のダウンライトなどを用いて、少し薄暗くするのが理想だ。寝るときは人工灯は消して真っ暗にするが、遮光カーテンや雨戸など、朝の自然光を遮るものはよくない。

休日でも、遅く起きるということをしない。週末に夜が遅くなり、朝の起床がずれることが、睡眠相が後ろにずれる最大の原因だと言ってもいいほどだ。休日にも同じ時間に起きるようにするだけで、月曜日の出社通学がかなり楽になる。

夜の眠気が強く、早く目が覚める → 睡眠相を遅らせる

逆に、夜の眠気が強く、寝つきはいいが、早く目覚めてしまうという人では、睡眠相が前にずれているので、ちょうどよく眠るためには、睡眠相を遅らせる必要がある。

睡眠相を遅らせるには、睡眠相を早める場合にやったことと、ちょうど反対のことをす

ればよい。

まず、一番簡単にできることは、カーテンをきっちり閉めることは無論、遮光カーテンにするか雨戸を閉めるなどして、朝の光を遮り、夜の状態が、できるだけ遅くまで維持されるようにする。北向きか西向きの、午前中薄暗い部屋に寝室を当てる。

朝から散歩をしたり、庭いじりをしたりするのは控え、午後以降、できれば夕方以降に散歩や外回りの仕事をする。夜はテレビやパソコンの画面を少し遅くまで見たり、部屋をできるだけ明るく保ったりする。雨戸を早くから閉めるのはよくない。寝るときも完全な暗闇にしないほうが、体内時計の周期を長くし、リズムを遅らせることにつながる。

休日はできるだけ遅くまで眠り、布団の中でゴロゴロするように心がける。

しかし、このタイプの人に限って、朝早くから散歩に出かけ、よく動き回るというのが習慣になっていることも多い。引退されている場合には、家族が閉口するくらいで、あまり支障はないが、仕事をしている場合には、早朝覚醒があると、疲労が蓄積しやすいといった問題の要因となるので、やはり睡眠相を少し遅らせたほうがよい。

寝つきや目覚めの時刻に応じて微調整する

季節や天候によって採光や部屋の明るさは、絶えず変化している。ある時期にはうまく眠れていたのに、同じ方法でやっていても、なぜか睡眠時間帯がずれてくる、うまく眠れなくなるということが、しばしば起きる。これは、季節の変化によって、日照時間や気温、湿度などが変化するためである。

また、生活の時間帯が変わるという場合もある。六時半に起きていたのが、六時に起きなければならなくなったり、七時でよくなったりという場合、同じ生活リズムで続けていると、無理やムダが生じてしまう。最適な睡眠リズムにもっていけるように、調整が必要である。

本当の意味で上手に睡眠をとるためには、一年中同じ方法でというのでは、うまくいかず、季節や状況によって、調整する技術が必要なのである。

そのためには、自分の眠り具合をみながら、睡眠時間帯を調整する技術を身につけてしまうのが一番である。

ちょうど、イチローのような偉大なバッターが、自分の打球や当たりをみながら、フォームを微調整し、安定したバッティングを維持するのと同じように、自分の寝つきや、睡眠の深さ、朝の眠気といったものをみながら、睡眠相の状態を把握し、それをコントロールすることで、季節や、その人に許容されている時間枠という制約の中で、もっとも最適な眠り方に睡眠相をもっていくのである。

寝つきが悪いと感じた場合には、睡眠相が遅れてきていないか、チェックするとよい。最近、朝も起きづらいという場合には、睡眠相が遅れてきている可能性が高い。その場合は、寝る前に、カーテンの開き具合を少し大きくし、採光面積を増やす。ロールスクリーンであれば、少し上まで開けるようにする。

寝つきが悪い原因として、夜間に光を浴びすぎたり、運動や脳を興奮させる作業をしていないかもチェックする必要がある。寝つきが悪く、朝が起きづらいときは、テレビやパソコン、インターネットなどの使用を早めに切り上げるように心がける。

秋から冬場になって、朝がだんだん起きづらくなるということは多いが、これは日の出が遅くなり、同じ条件にしていても、朝の明るさが不足してしまうためである。したがって、秋から冬にかけては、徐々にカーテンやロールスクリーンの開き具合を大きくしていく。これは、冬季うつ病の予防にも役立つ。

翌日の天気予報も重要である。翌日が、雨や曇りの場合には、少し大きめに採光面積を調整する。夜明けが暗く、目覚めが遅くなりがちだからである。

早く起きなければならなくなったときは、採光面積を増やす必要があるし、少しゆっくり眠りたいと思うときは、採光面積を絞ればいい。

こうした調整を自分でやっていけば、光というものが、どれほど睡眠に影響を与えているかを実感できるだろう。最適な採光にすることで、睡眠相を最適な時間帯にもってくることができる。

第四節　睡眠に対する囚われをリフレーミングする

目を閉じて横になるだけでも休息できる

精神生理性不眠症のように、心理的な要因の強い不眠症では、これらに加えて、睡眠に対する固定観念を変える必要がある。

不眠症の人では、眠らねばならないという気持ちが強すぎて、そのことが緊張を生み、睡眠のために必要なリラックスを妨げている。明日活動するために眠らなければならないという焦燥感ばかりが強く、夜のこの休息の時間を楽しむという心の余裕はない。眠れないことは、時間の浪費であるばかりか、翌日の活動に支障を来し、体調にも響くと、損失やマイナスのことにばかり考えが結びついてしまう。

すぐ眠りに落ちて、朝までぐっすりという眠りが可能だとしたら、それは、かなり睡眠負債がたまっているからに他ならない。たっぷり眠っているうえに、完璧な眠りを欲して、睡眠薬に頼るという矛盾した事態も起きてしまう。不眠症の人の多くは、完璧な睡眠というものを求めすぎているのである。それは、自然な眠りではなく、むしろ不自然な、人工的な眠りになってしまう。

ただし、うつ病や統合失調症のような疾患があって、多めの睡眠を必要としているという場合は、話は別である。その場合は、薬の助けを借りてでも、十分睡眠をとることが、神経細胞の回復や損傷の予防に不可欠である。

そうでない多くの通常の不眠症では、理想的な眠りに対する過剰な欲求と、その欲求が妨げられるのではないかという恐れのほうに、むしろ苦しみの原因がある。眠れないこと自体よりも、そちらのほうが問題なのである。

つまり、睡眠に対する偏った囚われ、言い換えると認知の歪みを修正しなければならない。固定観念の枠組み自体を変え、新しい視点から事態を捉え直すリフレーミングという作業を行う必要があるわけだ。これは、認知行動療法と呼ばれるもので、自分で行うことも可能だ。

囚われの根底には、眠れないことは悪いことだという信念がある。そこから、さらに、眠れないことによって生じるダメージを次々と考えて、余計にあせってしまうという悪循環に陥り、さらにストレスを感じる。

そうではなく、眠れなくても、よいこともあるので、別にかまわないし、体が眠りを必要とするときが来たら、起きていたくても眠ってしまうと、受け止め方を切り替える必要がある。ここまで述べてきたことも、ある意味、睡眠についての囚われをリフレーミングするためのものでもある。読者の中では、睡眠に対する考え方が、少しずつ変わってきているはずだ。自分の状態を客観的にみることで、自分の囚われの正体に気づいた人もいるだろう。

睡眠不足は、長期間続けば有害であるにしても、むしろほどよい睡眠負債は、よく眠るためには必要だということもみてきたし、ごく短い睡眠しかとれなくても、休養をとることで健康を維持することは可能であり、常に完璧な睡眠をとる必要はまったくないのである。短期間であれば、睡眠時間が短くなることは、むしろプラスの効果があることもみてきた。ストレス・ホルモンが高まることは、脳や体の活性を高め、パフォーマンスを向上させる面もあるのだ。

「眠れなくても、大丈夫だし、むしろよいこともある」と、常々自分に言い聞かせることが大事なのである。

それに関して重要なことの一つは、眠れなくても、目を閉じて横になっているだけで、よい休息になるということである。

たとえば、横になっているだけで、肝臓や腎臓への血流は数十パーセント増え、老廃物の代謝や排出が進む。目を閉じていることで、脳からα波が出て、休息状態になる。四十年も眠れていないキューバ人の男性が、元気で暮らしていられるのは、彼が目を閉じ、横になって休息をとっているからだ。一晩か二晩眠れなくても、ちゃんと休息をとっていれば、どうということはないのだ。

このことを思い出し、のんびり休息するつもりで横になっていればいい。バカンス中のヨーロッパ人たちは、浜辺やプールサイドの寝椅子で、何時間も横になって過ごすが、あれと同じように、休息していることを楽しむことだ。

眠れない時間を活用する

眠らないといけないと思いすぎることで、かえって眠りに見放されてしまう。眠りは、求めようとしすぎると、逃げていく性質をもっている。この性質をうまく利用して、時間を有効に使いつつ、よい眠りを効率よくとる方法を紹介しよう。

二つとも、私が長年実践し、不眠症の克服に役立ってきた方法である。

一つは、読書催眠法である。就寝時間の一時間前には、仕事や勉強、テレビやパソコンといったものを止め、眠る準備を始める。

寝室の天井灯は消して、枕元（ベッドサイド）のスタンドライトだけを灯す。しかし、読書をするには十分の明るさを確保する。読む本は、古典的な本や、やや堅い内容の本がよい。古典的な名著に触れる時間に使うのが、お勧めである。こうした本は、なかなか難解であったり、翻訳が悪かったりして、読み進めるのに苦労するが、長い風雪に耐えただけあって、じっくり味読する価値がある。わくわくしながら、ページをめくるということには、あまりならないが、むしろそのほうが好都合なのである。

避けるべきは、小説のようなストーリーのある読み物である。こうした本は、面白くなってくると、それこそ止まらなくなってしまうので、睡眠を妨げてしまう。

古ぼけた、読みにくい古典を、二、三ページ読んだだけで、疲れているときなら、すぐに眠気が来るのが普通だ。だが、少しくらい眠くなったからといって、すぐに眠ろうとせず、もう少し眠気が確実なものになってから、眠るのがポイントである。手にもっていた本を、二、三回落っことすくらいになって眠れば、一分もかからずに寝入ってしまうだろう。

やや目が冴えている日でも、三、四十分読んでいると、例のウルトラディアン・リズムの眠気の波がやってきて、次第に眠くなってくる。そこらを潮に、手元のスイッチでスタンドの明かりを消して眠る。

変な時間に眠ったり、濃いコーヒーを飲んでしまっていない限り、この方法で、睡眠導入は非常にスムーズになる。たとえ、一時間、二時間眠れなくても、その分、読書ができるわけだから、損はしない。

大部分は、この方法ですぐに眠れるようになるが、特別なストレスがあったり、昼寝を余分にしてしまったり、いつもとリズムが変わったりして、すぐに寝つけないということが、たまにある。

そうした場合には、次の瞑想入眠法に移っていく。

瞑想入眠法の奥義を伝授

この方法も、眠れない状態を有効に活用するという意味で、眠らなければならないというプレッシャーをやわらげてくれる。先の読書催眠法を使わない場合にも、これ独自でも使える。

瞑想とは、ある特定の問題について考えるのではなく、雑念をなくし、心を空っぽにして、言葉ではなくイメージによって思考することである。余分な緊張を取り去り、心身をリラックスさせ、バランスを整え、葛藤や囚われを解消するのに役立つ。直接、言語的に思考し、問題解決を図るのとは違う仕方で、問題の解消を助けてくれる。

それというのも、問題の多くは、問題自体に問題があるという面とともに、その人の心身のバランスが偏ることによって生まれやすくなっているという面があるからだ。外からやってきた問題と思えたことは、実は、その人の受け止め方や心身の状態によって生み出された面が少なくないのである。

瞑想は小さな囚われから心を解きほぐし、自由で大きな視点を回復することで、問題からの脱出を容易にしていく。人間にとって、大きな視点をもつということは、自分を見失わないためにも、とても大事である。日々の活動や関心に心を奪われ、振り回されているときほど、少しの時間でも、もっと大きなものとつながり、本来の自分を取り戻すことは、その人を迷い道から守ってくれるのである。

実際、瞑想にはさまざまな臨床的効果があることが、医学的研究でも裏づけられている。ストレスを緩和し、自律神経のバランスを回復するのに役立つだけでなく、集中力や記憶力を高め、創造性や共感性の面にもいい影響がある。瞑想が不眠症の治療に有益であることは、多くの臨床家が指摘している。

しかし、わざわざ瞑想する時間をとるということは、なかなか忙しい現代人には難しい。その意味で、眠りにつくまでの時間は、瞑想にはもってこいなのである。眠れなければ、その分を瞑想し、自分を回復することに使えると思えばいいのである。

通常の瞑想では、椅子か床に座って、背筋をまっすぐに伸ばし、自分の呼吸や身体的な感覚に意識を集中し、リラックスしながら、あるイメージを思い浮かべるという方法がとられる。用いられるイメージはさまざまであるが、癒しのイメージであったり、心を穏やかにするイメージであったり、宇宙的なエネルギーや大きな存在が自分を満たし、自分の中のストレスや葛藤を流し去るさまを思い浮かべるものであったりする。

これを、横になって眠る体勢を整えたうえで行い、瞑想しながら、そのまま睡眠に移行するのが、瞑想入眠法である。

楽な姿勢で横たわる。自分のもっとも楽な姿勢をとればよいが、少し布団の中で動き回ってから、一番いい恰好を選んでもいい。姿勢が決まったら、ゆっくり呼吸しながら、1、2、3、4と、鼻から息を吸い込み、2、2、3、4と、鼻から息を吐き出す。それをゆっくり繰り返す。おなかのところに手を当てて、おなかがゆっくり膨らみ、ゆっくり萎んでいくのを感じる。しばらく、それを続けた後、手をおなかから離し、ゆったりと伸ばす。片方の腕から力を抜きながら、腕が重くだるくなり、掌が温かさに満たされるさまを思い浮かべる。それを、もう片方の腕や両足でも行い、全身から力を抜いていく。

リラックスしたところで、催眠効果のあるイメージを思い浮かべる。私のお勧めは、真っ白な雪が降り続いている雪景色のイメージである。真っ青な海に吸い込まれていくようなイメージが効果的だという人もいる。また、テレビの放送がないときの、ザーッというう砂嵐の画面をイメージするのも、強力な催眠効果がある。これらはイメージしやすく、雑念を消しやすいという意味で、初心者にも実践しやすい。

映像のイメージが苦手だという人は、波の音を聞きながら、浜辺で横たわっているイメージや、気持ちが落ち着く、お気に入りの音楽を思い浮かべてもいい。ただし、歌詞があるものは適さない。言葉以外の感覚をイメージすることが、眠りへの近道なのだ。言葉で考えることは、一切しないようにする。

イメージするのが、もっと得意な人では、宇宙的なパワーが自分の中に注ぎ込まれ、汚れや傷を修復しているイメージでもいいし、大きな存在と自分がつながり、一体化するイメージを思い浮かべてもいいだろう。あるいはまた、胎児に戻って、温かい子宮の中に浮かんでいるさまを思い浮かべてもいいだろう。

あなたの中には、幼い頃にあなたを抱っこして寝かしつけてくれた母の記憶がしまわれている。安心の中で培われてきた、はるか遠い記憶があなたを寝かしつけてくれるのだ。その深い記憶に身をゆだねるつもりで、母なる存在に抱かれるような気持ちで、ゆったりと包まれればいいのだ。

この方法は、実際にやってみればわかるように、かなり強力な入眠効果をもち、初心者でも、実践と同時に、寝つきがとてもよくなったという人が多い。熟達してくると、ある種の条件反射で、イメージし始めてから、何分とたたないうちに、すぐに眠りに落ちるようになる。仮になかなか寝つけないとしても、瞑想をすることはメリットが多いので、決して時間のムダにはならない。

とにかく、繰り返し、習慣になるまで実践することである。それによって儀式化され、条件反射の回路ができることによって、自動的に睡眠に入れるようになる。同時に、瞑想によって心身のバランスを整える効果も得られるので、穏やかで、ゆったりと日々が過ごせるようになる。

睡眠制限療法も有効

睡眠の逆説的な性質を逆手にとって、不眠症の治療を行うものとして、睡眠制限療法がある。眠らなければならないと思うと、人は眠れなくなってしまうが、眠らなくてもよい代わりに、眠る時間を制限されると、枕に頭をのせたとたんに、眠ってしまうようになる。

睡眠制限療法では、睡眠時間を制限して、まず寝不足の状態に置く。そのうえで、少しずつ眠ってもいい時間を延ばしていく。

たとえば、夜十一時に眠って、朝七時に起きる睡眠パターンにもっていきたいとする。その場合、どんなに眠れていなくても、朝五時に起きてもらう。

そして日中は無論、夜も十一時まで眠らないようにする。

それを繰り返し、寝つきがよくなった段階で、朝起きる時間を三十分ずつ遅らせていく。

最終的に七時に起きるところまでもっていく。

　これによって、入眠が素早くなるだけでなく、睡眠の質が改善することが期待できる。ただ、最初の数日はかなり眠気が強く、朝起きるときの苦痛が大きいのが難点で、家庭で行う場合には、本人の強い意志が必要である。

　不眠症の人では、睡眠と覚醒のリズムがずれているケースとともに、睡眠と覚醒のリズムの切り替わりが悪いというケースが多い。寝つきが悪く、朝が起きられないのは、スイッチの切り替わりがスムーズにいかないためでもある。

　これを改善するには、やはり多少無理をしてでも起きるということが大事である。起きる習慣ができていく中で、自律神経も鍛えられ、スイッチの切り替わりがスムーズになっていく。つまり、寝つきが悪い人では、朝にさっと起きるように心がけることにより、寝つきもよくなっていくのである。

　逆に、早く目が覚めてしまいがちな人では、スイッチの切り替わりがよすぎる傾向がある。この場合は、目が覚めてもすぐに起き出さず、浅いうたた寝を大切にしたい。

第五節　睡眠障害の薬物療法

睡眠薬による治療

重度の不眠がある場合や、睡眠負債がたまっているのに眠れない場合、一時的に薬を使って、睡眠負債を減らすことが必要な場合もある。悪循環に陥った不眠症やうつ病などにともなう病的な不眠では、睡眠負債がたまっているほど眠れないというフィードバック機能の破綻がみられ、こうした場合には、薬物の助けにより、悪循環をいったん止める必要がある。

精神生理性不眠症など、病理性が低いものでも、眠れないことによる苦痛が甚だしい場合には、薬物療法が必要になってくる。まずは、この薬で眠れるという安心感を得ることで、睡眠への過剰な囚われが軽減される。いざというときに服用できる睡眠薬を備えているというだけで、睡眠への過剰な不安から解放され、睡眠薬を使わなくても眠れるようになることも多い。

いずれの場合も、使用に際してのポイントは、後で止めやすい薬を使い、習慣性や依存性の高いものは、可能な限り避けることである。適正な種類を選択し、適正に使用すれば、睡眠薬の安全性は非常に高く、アルコールなどに頼るよりも、はるかに害がない。「お守り」的にもっておき、いざというときだけ使用するという使い方であれば、副作用を気にする必要もない。

眠れる薬を求めて

マルセル・プルーストが不眠に悩んでいた頃に、よく使われた睡眠薬はヴェロナールであった。芥川龍之介もヴェロナール中毒で、自殺に際しても使われた。ヴェロナールは、バルビタールという薬剤の商品名である。バルビタールは、その後、一時代を築いたバルビツール酸系睡眠薬の最初のものであった。

もう少し時代が下がると、ブロムワレリル尿素（カルモチン）やフェノバルビタールが登場した。これらの薬は依存性が非常に強く、容易に耐性ができるため、錠数がどんどん増えていきやすかった。しかも、呼吸抑制が来やすく、多量に摂取すると死に至る危険が高かった。

太宰治が常用し、何度も自殺未遂の際に用いたのは、カルモチンであった。カルモチンは販売中止になっているが、ブロバリンという商品名のものは、今日も使われている。

マリリン・モンローは一日に二十錠ものフェノバルビタールを服用していたという。フェノバルビタールが含まれた睡眠薬は、今日も日本で使われている。ベゲタミンがそれで、強いほうがベゲタミンA、その半分の強さがベゲタミンBという。ベゲタミンAは赤い糖衣錠、ベゲタミンBは白い糖衣錠で、俗に赤玉、白玉と呼ばれる。

その後、広く使われるようになり、今日もっとも使われているのは、ベンゾジアゼピン系の睡眠薬である。安全性は比較的高いが、翌日にハングオーバーして眠気や気だるさが残ることがある。また筋弛緩作用があるため、ふらつきや協調運動の障害、呂律《ろれつ》が回りにくいといった症状を生じやすい。

一番の欠点は、依存性があることで、長期にわたって連用していると、急に止めた場合、不眠、不安、イライラなどの離脱症状を生じ、大量に服用していた場合には、てんかん様の全身けいれん発作を起こすこともある。

薬を忘れると眠れないということを何度か経験するうちに、精神的にも依存を生じ、よく眠れるようになったものの、薬が離せないという状況になりやすい。

中止する場合にも、医師の指示に従って、段階的に減量するなり、他の薬剤に変更していくなりする必要がある。

ベンゾジアゼピン系睡眠薬の止め方

ベンゾジアゼピン系の睡眠薬や抗不安薬を中止しようとする場合、急に止めようとすると、まったく眠れなくなったり、不安に襲われて、止めるのが無理だと諦めてしまう人が多い。

これは、薬剤の突然の中止により、血中の濃度が急激に低下することで、反跳性不眠《はんちょうせい》(リバウンドで生じる不眠)や離脱症状が強く出てしまうためだ。ことに半減期の短い薬では、こうしたことが起きやすい。

それを避けるためには、できるだけ微量ずつ減らしていき、それに慣れたところで、また少し減らすという方法が無難である。具体的には、四分の一減薬法がよい。四分の一ずつ減らし、一、二週間様子をみて、睡眠が安定してから、また四分の一を減らしていく。半減期の短いものほど止めにくいので、まず半減期の長いもの(ドラールやセルシンなど)に変更してから、減量していくという方法もとられる。

ベンゾジアゼピン受容体刺激薬

ベンゾジアゼピン系の薬剤よりも、催眠効果に関与する受容体にだけ選択的に作用する新しいタイプの薬剤で、筋弛緩作用によるふらつきや認知機能に対する影響がほとんどない。抗不安作用もない。しかし、耐性の生じやすさや依存性は、ベンゾジアゼピンに比べると軽度だが、存在する。現在、日本で使用可能なものとしては、ゾルピデム（商品名マイスリー）がある。半減期が約二時間と短く、翌日に持ち越さないので、入眠困難が主な症状の人には適している。最近では、ファースト・チョイスで使われることが多い。ただ、高齢者や途中覚醒、早朝覚醒の強い人では、相変わらず早く目が覚めてしまい、あまり効果がないという場合もある。

発現速度と半減期

睡眠薬を選択する場合に、一つ重要なポイントとなるのは、作用発現の速さと、効果がどれくらい持続するかである。前者は血中濃度の立ち上がりの速さであり、後者は、代謝分解されるのに要する時間が関係する。薬剤の血中濃度がピークに達してから、半分の濃度になるのに要する時間を半減期といい、薬効の持続時間の目安となる。

主な睡眠薬と特徴

タイプ	一般名 主な商品名（下段）	作用発現	半減期	その他の特徴
超短時間型	**ゾルピデム** マイスリー	速い	約2時間	依存性や筋弛緩作用少ない
超短時間型	**トリアゾラム** ハルシオン	速い	約3時間	健忘、乱用に注意
超短時間型	**ゾピクロン** アモバン	速い	約4時間	特有の苦味がある
短時間型	**ブロチゾラム** レンドルミン	速い	約7時間	健忘に注意
短時間型	**リルマザホン** リスミー	速い	約10時間	筋弛緩作用弱く、高齢者にも適する
短時間型	**ロルメタゼパム** エバミール	速い	約10時間	筋弛緩作用弱く、高齢者にも適する
中間型	**フルニトラゼパム** ロヒプノール	速い	7~8時間	催眠効果強い、健忘に注意
中間型	**ニトラゼパム** ベンザリン	速い~中	約25時間	抗不安作用もある
中間型	**エスタゾラム** ユーロジン	速い	約24時間	途中覚醒に効果
中間型	**ニメタゼパム** エリミン	速い	約26時間	催眠効果強い、乱用注意
長時間型	**クアゼパム** ドラール	速い~中	50~160時間	食事すると作用倍加眠気、ふらつき注意
長時間型	**フルラゼパム** ダルメート	速い	50~160時間	早朝覚醒予防に効果
長時間型	**ハロキサゾラム** ソメリン	中	24~72時間	長時間型では残眠感少ない
抗不安薬	**エチゾラム** デパス	速い	約6時間	抗不安作用に優れるが、止めにくい
抗不安薬	**ジアゼパム** セルシン	速い	20~100時間	筋弛緩作用強い
抗不安薬	**ロフラゼプ酸エチル** メイラックス	中	60~300時間	早朝覚醒の人によい

入眠困難が主な症状の人では、作用発現が速く、半減期が短いものが適している。超短時間型と短時間型を合わせて睡眠導入剤という。

逆に、早く目が覚めてしまうなど、睡眠の維持に問題がある人では、作用発現はゆっくりで、半減期も長めのものがよい。

半減期が短いほうが、翌朝にふらつきや眠気といった問題が生じにくいが、反面、半減期が長い薬のほうが、減量や中止をしやすい。また、実際の臨床では、睡眠薬以外にも抗不安薬などが睡眠薬代わりに用いられる。それらも含めて、主な睡眠薬の作用発現速度と半減期、特徴をまとめたのが前ページの一覧表である。

依存性のない薬剤を用いる

眠れるようになったのに、薬が手放せないという状況に陥らないためには、できるだけ依存性のない薬剤を用いることが望ましい。依存性のない薬で、睡眠薬として有効なものとしては、ヒベルナなどの抗ヒスタミン薬、抑肝散《よくかんさん》、酸棗仁湯《さんそうにんとう》などの漢方薬が使いやすい。高齢者では、漢方薬はふらつきなどの副作用を考えた場合、よい選択だろう。

うつ状態も認められるケースでは、抗うつ薬が睡眠薬を兼ねることもある。催眠効果が期待できる抗うつ薬としては、ミルタザピン（商品名リフレックス、レメロン）、トラゾドン（商品名デジレル、レスリン）、アミトリプチリン（商品名トリプタノール）などがある。

抗てんかん薬も催眠効果があり、使われることがある。神経痛にも効果があるガバペンチン（商品名ニューロンチン）は、本邦未認可だが、痛みで眠りが妨げられているような場合には、試してみる価値がある。

メラトニン製剤も、不眠症に効果が期待できる。メラトニンは松果体ホルモンで、夜間に活発に分泌され、眠気を催させる。睡眠薬に比べて、ゆっくり穏やかに効くので、床に就く一時間ほど前に服用しておく必要があるが、自然な眠りが誘発され、翌日にハングオーバーしたり、ふらつきなどの副作用がでたりすることもない。依存性や耐性もみられない。ただ、メラトニンはホルモンであるため、それを長期にわたって服用することによる影響や安全性については、議論がある。また、作用も、睡眠薬ほど顕著なものではない。

概日リズム睡眠障害がみられるような場合には、ビタミンB_{12}（商品名メチコバール）の投与も有効である。プラセボ効果もあって、これだけでよく眠れる人もいる。

これらが無効な重度の不眠の場合には、非定型抗精神病薬が、最近ではよく使われるようになっている。商品名としてはリスパダール内用液やジプレキサ（ザイディス）、セロクエルなどが、催眠効果、熟眠効果に優れている。ただし、これらは統合失調症や気分障害にしか適用が通っていないため、不眠症だけの診断では使用できない。

それ以外に、試してみる価値があるものとして、ハーブがある。ヴァレリアン（カノコソウ）には神経鎮静作用があり、不眠に効果があるハーブとして知られる。レモンバームも安眠効果がある。

医療機関へのかかり方

不眠や眠気など睡眠の問題で医療機関にかかるという場合、ひそんでいる原因によって、専門に違いがあることを頭に入れておくとよいだろう。

精神生理性不眠症では、漫然と睡眠薬を使い続けるということを防ぐためにも、認知行動療法などにも取り組んでいる睡眠外来のある病院やクリニックがよいだろう。

概日リズム睡眠障害、むずむず脚症候群は、専門外来（多くは、「睡眠外来」と呼ばれる）のある医療機関を受診するのがよい。思春期の児童の概日リズム睡眠障害は、精神科の思春期外来や不登校外来で対応してくれるところもある。

ナルコレプシーでは、治療経験の豊富な専門医は限られている。ナルコレプシーの専門医のいる病院を受診したほうがよい。

特発性不眠症や逆説性不眠症などの診断を行うには、大学病院の睡眠外来など、睡眠治療を専門に行っている医療機関を受診することが必要である。

うつや不安、気分の起伏、幻聴や被害妄想、思考の混乱といった他の精神症状がみられる場合には、精神科を標榜する医療機関への受診が必要だ。軽症のうつや不安障害は、心療内科でも治療を行っている。

睡眠時無呼吸症候群は、内科や呼吸器科、耳鼻科でも専門外来を設け、治療を行っているところが多数ある。俗に「いびき外来」と呼ばれる。したがって、睡眠時無呼吸症候群が疑われる場合には、いびき外来（「睡眠外来」という名称のところもある）の受診をお勧めする。

睡眠外来と一口に言っても、担当する医師の得意とする専門分野があり、睡眠時無呼吸症候群を主に扱うところもあれば、概日リズム睡眠障害やナルコレプシーの治療経験が豊富な医師がいるところもある。また、認知行動療法に力を入れているところもある。専門分野や症例数を確かめたうえで受診するとよいだろう。

眠りと上手に付き合う

睡眠は、少し気まぐれで、天邪鬼《あまのじやく》な子どものようなものである。無理に抱っこしようとしたり、思い通りにしようとしても、逃げ出していってしまう。追いかけるのを止めて、何か他のことをしていると、向こうから寄ってくる。

睡眠も同じである。早く眠ろうとあせりすぎると、かえって眠気は遠ざかっていく。眠ろうとする思いが強すぎると、それが邪魔をしてしまう。眠るための極意は、眠ることから意識をそらしつつ、眠りに入りやすい環境や条件を整えることである。

眠りは、自分の中の小さな子どもを上手に寝かしつける作業だとも言える。幼い子どもが眠りにつくためには、二つの必要条件がある。安心と単調な刺激である。幼い子どもを寝かしつけるのに最適なのは、車に乗せることだ。車の単調な振動が、てきめんに眠気を誘発するのだ。車の狭い空間は、どこか子宮の中を連想させるのかもしれない。

子どもを寝かしつけるのがとても上手な、達人ベビーシッターさんの方法を観察したことがある。その秘訣は、どうやら抱き方と揺らし方、小さな声で歌う子守唄にあるようだった。抱き方は、少し密着するように抱き、小さくゆっくりと揺らす。子守歌も、小さな声で歌う。密着した安心感と、控えめな動きや声のトーンに秘密があるとみた。

もう少し大きくなった子どもの場合も、スムーズに寝かしつけるのに、いつもと同じ習慣にしたがって単調な刺激を繰り返しつつ、次第に、その刺激を弱めていくことが王道だと言える。

われわれ大人が眠りにつくときも、基本的には同じことが当てはまる。ただ、大人となった今は、抱っこをして、よしよししながら寝かしつけてくれる人はいないので、その役を自分でやらなければならないわけだ。単調な、徐々に弱まっていく刺激に身をゆだねられるような習慣をつくっていくことである。

それと同時に、もう一度強調しておくが、あまり眠りにこだわりすぎないことも大切である。眠れるのに越したことはないが、別に眠れなくても、横にさえなって目を閉じていれば、ある程度回復するので、さほどのことはないのだと言い聞かせながら、眠りのことではなく、別のことに意識を向けるようにする。ただし、それは頭を使って考えることではなく、単調な作業のようなものがいい。

催眠効果の高い方法として、読書催眠法や呼吸法、瞑想入眠法を紹介した。また、横になったまま、足の親指を曲げたり伸ばしたりするという運動を繰り返すことも、リラックス効果があって、眠気を催しやすい。

眠りに対する過剰な囚われや、夜間の強すぎる刺激といった、睡眠を妨げる悪習を改め、体内時計と睡眠負債をほどよくコントロールすることで、自然な眠りが放っておいても訪れるようになる。適切な生活習慣や思考習慣が、どんな睡眠薬よりも、眠りの質を高めてくれるのである。

本書で述べてきた方法を日々実践していくうちに、あなたはよく眠れるようになっている自分を発見するだろう。それとともに、朝の目覚めもよくなり、日中の活力も高まってくるのを感じるはずだ。その原理を理解した今は、実践あるのみである。

主な参考文献

“Insomnia and other Adult Sleep Problems”, Gregory Stores, Oxford University Press, 2009

“A Case a Week　Sleep Disorders from the Cleveland Clinic”, edited by Nancy Foldvary-Schaefer et al., Oxford University Press, 2010

“Insomnia　A Cultural History”, Eluned Summers-Bremner, Reaktion Books Ltd, 2008

“Sleep and Mental Illness”, edited by S.R. Pandi-Perumal and Milton Kramer, Cambridge University Press, 2010

“Restful Insomnia”, Sondra Kornblatt, Conari Press, 2010

“Hello Midnight”, Deborah Bishop and David Levy, Touchstone, 2001

『睡眠障害国際分類第2版―診断とコードの手引』米国睡眠医学会著、日本睡眠学会診断分類委員会訳・日本睡眠学会・二〇一〇／『睡眠医学を学ぶために―専門医の伝える実践睡眠医学』立花直子、大阪スリープヘルスネットワーク編、永井書店・二〇〇六／『DSM-Ⅳ-TR精神疾患の診断・統計マニュアル　新訂版』米国精神医学会編、高橋三郎、大野裕、染矢俊幸訳・医学書院・二〇〇四／『不眠症の認知行動療法―治療者向けマニュアル』ジャック・D・エディンガー他著、北村俊則監訳、坂田昌嗣訳・日本評論社・二〇〇九／『ヒトはなぜ人生の3分の1も眠るのか?』ウィリアム・C・デメント著、藤井留美訳・講談社・二〇〇二／『養生訓』貝原益軒著、松田道雄訳・中公文庫・一九七七

幻冬舎新書 213

人はなぜ眠れないのか

二〇一一年五月三十日 第一刷発行
二〇二三年八月二十五日 第四刷発行

著者 岡田尊司
発行人 見城徹
編集人 志儀保博
発行所 株式会社 幻冬舎
〒一五一-〇〇五一 東京都渋谷区千駄ヶ谷四-九-七
電話 〇三-五四一一-六二一一(編集)
〇三-五四一一-六二二二(営業)
公式HP https://www.gentosha.co.jp/
ブックデザイン 鈴木成一デザイン室
印刷・製本所 中央精版印刷株式会社

Printed in Japan ISBN978-4-344-98214-7 C0295
お-6-4

*この本に関するご意見・ご感想は、左記アンケートフォームからお寄せください。
https://www.gentosha.co.jp/e/